"你应该知道的医学常识"大型医学知识普及系列

U0302708

总主编　舒志军
　　　　周　铭
主　编　江艳芬

明明白白看
急诊

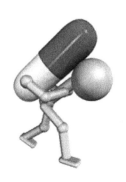

科学出版社
北京

内 容 简 介

本书是19位工作在急诊一线的医护人员总结长期的工作经验编写而成。本书选取了16个临床急危重症及日常常见疾病或紧急情况，包括猝死、小儿高热惊厥、昏迷、肾功能不全、电击伤、感冒、咳嗽、窒息、中暑、亚硝酸盐/药物中毒、双硫仑样反应、骨折石膏固定术后、眩晕、溺水、心脏病、烫伤，每个疾病均以一临床常见病例引入，通过对此病例的剖析引出疾病的相关知识。本书内容丰富、深入浅出、通俗易懂，有较强的指导性和实用性。

本书适合普通人群阅读，也可供临床医护人员、医学生参考使用。

图书在版编目（CIP）数据

明明白白看急诊 / 江艳芬主编. —— 北京：科学出版社，2017.1

（"你应该知道的医学常识"大型医学知识普及系列）

ISBN 978-7-03-051531-5

Ⅰ.①明… Ⅱ.①江… Ⅲ.①急诊 Ⅳ.①R459.7

中国版本图书馆CIP数据核字（2017）第016489号

责任编辑：闵　捷

责任印制：谭宏宇 / 封面设计：殷　靓

科 学 出 版 社 出版

北京东黄城根北街16号

邮政编码：100717

http://www.sciencep.com

南京展望文化发展有限公司排版

虎彩印艺股份有限公司印刷

科学出版社发行　各地新华书店经销

*

2017年1月第 一 版　开本：A5（890×1240）

2018年2月第三次印刷　印张：3　1/4

字数：80 000

定价：20.00元

（如有印装质量问题，我社负责调换）

"你应该知道的医学常识"
大型医学知识普及系列
总编委会

《明明白白看急诊》
编委会

主 编
江艳芬

副主编
周学春

编 委
（按姓氏笔画排序）

序

我院的中西医结合工作开始于20世纪50年代,兴旺于60年代,发展于80年代,初成于90年代,1994年我院正式被上海市卫生局命名为"上海市中西医结合医院"。如今,上海市中西医结合医院已发展成为一所具有明显特色的三级甲等中西医结合医院、上海中医药大学附属医院。从上海公共租界工部局巡捕医院开始,到如今"精、融、创、和"医院精神的秉持,八十几载传承中,中西医结合人始终将"业贯中西、博采众长、特色创新、精诚奉献"的理念作为自己的服务宗旨。

提倡中西医并重、弘扬中西医文化、普及中医药知识一直是中西医结合人不懈努力的内容,科普读物的编写也是这一内容的重要组成部分。医学科普读物是拉近医护工作者和患者距离的有力工具,通过深入浅出、平实易懂的文字,能够让人们更好地了解医学、理解医生,也能使医生和患者之间的沟通更加顺畅。

本院相关科室医护工作者积极编写了"你应该知道的医学常识"大型医学知识普及系列,通过临床鲜活的病例介绍和医生丰富的经验记录,强调突出中西医结合诊断及治疗特色,着眼于人们的实际需求,为人们提供更具参考性、更为通俗易懂的医学知识,提高人们对医学科学知识的了解。此次"你应该知道的医学常识"大型医学知识普及系列的编写，也是我院在常见病患者及普通人群健康管理方面所做的一次努力。

我相信，对于患者、健康关注者还是临床医护人员，这都是一套值得阅读的好书！

上海中医药大学附属上海市中西医结合医院院长

2016 年 11 月

前　言

随着社会的不断进步，人们生活水平的日益提高，人们对自身的健康问题越来越重视。在日常生活中，如果一些急危重症发生时人们知道如何自救、求救与他救，就能积极预防悲剧的发生；一些日常常见的疾病以及容易出现误区或令人不知所措的疾病，人们可根据实际情况初步判断病情，冷静就医。本书对所选取疾病的具体发生、发展及转归给予概述普及，读者可以对本书病例的诊治有初步了解。对于危急患者有助于及时识别、就地急救，同时为后续抢救赢得时间，有助于创建和谐的就医环境。

参加本书编写的是上海中医药大学附属上海市中西医结合医院急诊科的医护人员，在此，对相关人员付出的辛勤劳动及大力支持表示衷心感谢。本书在编写过程中，经多次修改，参考了相关的资料文献、书籍等，在此一并向这些学者表示感谢。

由于编写时间紧，不足之处在所难免，敬请专家、学者及广大读者批评指正，让我们弥补不足，修订再版。

主编

2016 年 6 月

目 录

序

前言

第一章 猝死 001

第一节 经典病例 001

病例摘要 001

检查 001

诊断 002

第二节 病例剖析 002

猝死的定义 002

猝死的分类 002

心源性猝死的临床分期 003

猝死的危险因素 003

心脏骤停患者的急救处理 005

猝死的预防 007

第二章　小儿高热惊厥 ·· 009

第一节　经典病例 ·· 009

病例摘要 ·· 009

检查 ·· 009

诊断 ·· 009

第二节　病例剖析 ·· 010

小儿高热惊厥的定义 ·· 010

小儿高热惊厥的性质 ·· 010

小儿高热惊厥不及时处理可能会引起的危害 ·· 010

小儿高热惊厥时家长的处理 ·· 011

小儿高热惊厥时医生的处理 ·· 011

第三章　昏迷 ·· 012

第一节　经典病例 ·· 012

病例摘要 ·· 012

检查 ·· 012

诊断 ·· 013

第二节　病例剖析 ·· 013

昏迷的定义 ·· 013

昏迷的原因 ·· 013

昏迷患者的急救处理 ·· 016

第四章　肾功能不全 ·· 017

第一节　经典病例 ·· 017

病例摘要 ·· 017

检查 ·· 017

诊断 ………………………………………………………………… 018

第二节 病例剖析 ………………………………………………… 018

肾功能不全的分类 …………………………………………… 018

肾功能不全引起恶心、呕吐的机制 ……………………… 019

肾功能不全的治疗 …………………………………………… 020

第五章 电击伤 ………………………………………………… 021

第一节 经典病例 ………………………………………………… 021

病例摘要 ……………………………………………………… 021

检查 …………………………………………………………… 021

诊断 …………………………………………………………… 022

第二节 病例剖析 ………………………………………………… 022

电流对人体的影响 …………………………………………… 022

电击伤的临床表现及诊断 …………………………………… 023

电击伤的急救处理 …………………………………………… 024

电击伤的预防 ………………………………………………… 027

雷电击伤的预防 ……………………………………………… 028

第六章 感冒 …………………………………………………… 029

第一节 经典病例 ………………………………………………… 029

病例摘要 ……………………………………………………… 029

检查 …………………………………………………………… 029

诊断 …………………………………………………………… 029

第二节 病例剖析 ………………………………………………… 029

感冒发热的原因 ……………………………………………… 029

感冒的分类及临床表现 ……………………………………… 030

感冒的治疗 ·· 031

第七章　咳嗽 ·· 033

第一节　经典病例 ·· 033

病例摘要 ·· 033

检查 ·· 033

诊断 ·· 033

第二节　病例剖析 ·· 034

常见止咳药水的适应证 ·· 034

常见止咳药水的不良反应 ·· 035

止咳药水的储存 ·· 036

第八章　窒息 ·· 037

第一节　经典病例 ·· 037

病例摘要 ·· 037

检查 ·· 037

诊断 ·· 037

第二节　病例剖析 ·· 038

窒息的定义 ·· 038

窒息的分类 ·· 038

气道异物窒息的原因 ·· 039

气道异物窒息的特殊表现 ·· 039

气道异物窒息的急救方法——海姆立克腹部冲击法 ········ 039

海姆立克腹部冲击法的具体操作 ·· 040

气道异物窒息的预防 ·· 041

第九章 中暑 042

第一节 经典病例 042

病例摘要 042

检查 042

诊断 043

第二节 病例剖析 043

中暑的定义 043

中暑的分类 043

人体散热的方式 044

中暑的预防 045

中暑的中医预防小汤方 046

中暑的急救常识 046

第十章 亚硝酸盐/药物中毒 047

第一节 经典病例 047

病例摘要 047

检查 047

诊断 047

第二节 病例剖析 048

亚硝酸盐的定义 048

含有亚硝酸盐的食物 048

剩饭剩菜对健康的影响 049

亚硝酸盐以外的药物、食物中毒 049

药物、食物中毒的处理 049

药物、食物中毒的预防 050

第十一章　双硫仑样反应 ……………………………………………… 051

第一节　经典病例 ………………………………………………………… 051

病例摘要 …………………………………………………………………… 051

检查 ………………………………………………………………………… 051

诊断 ………………………………………………………………………… 051

第二节　病例剖析 ………………………………………………………… 052

双硫仑样反应的定义 ……………………………………………………… 052

引起双硫仑样反应的药物 ………………………………………………… 052

双硫仑样反应的预防 ……………………………………………………… 053

第十二章　骨折石膏固定术后 ………………………………………… 054

第一节　经典病例 ………………………………………………………… 054

病例摘要 …………………………………………………………………… 054

检查 ………………………………………………………………………… 055

诊断 ………………………………………………………………………… 055

第二节　病例剖析 ………………………………………………………… 055

骨折石膏固定术的优缺点 ………………………………………………… 055

骨折石膏固定术后的注意事项 …………………………………………… 055

第十三章　眩晕 ………………………………………………………… 057

第一节　经典病例 ………………………………………………………… 057

病例摘要 …………………………………………………………………… 057

检查 ………………………………………………………………………… 057

诊断 ………………………………………………………………………… 057

第二节　病例剖析 ………………………………………………………… 058

头晕和眩晕的区别 ………………………………………………………… 058

眩晕的病因 ⋯⋯⋯⋯⋯⋯⋯⋯⋯⋯⋯⋯⋯⋯⋯⋯⋯⋯⋯⋯ 058

眩晕的处理 ⋯⋯⋯⋯⋯⋯⋯⋯⋯⋯⋯⋯⋯⋯⋯⋯⋯⋯⋯⋯ 060

眩晕时需要做的检查 ⋯⋯⋯⋯⋯⋯⋯⋯⋯⋯⋯⋯⋯⋯⋯⋯ 060

第十四章　溺水 ⋯⋯⋯⋯⋯⋯⋯⋯⋯⋯⋯⋯⋯⋯⋯⋯⋯⋯⋯⋯⋯ 061

第一节　经典病例 ⋯⋯⋯⋯⋯⋯⋯⋯⋯⋯⋯⋯⋯⋯⋯⋯⋯ 061

病例摘要 ⋯⋯⋯⋯⋯⋯⋯⋯⋯⋯⋯⋯⋯⋯⋯⋯⋯⋯⋯⋯⋯ 061

检查 ⋯⋯⋯⋯⋯⋯⋯⋯⋯⋯⋯⋯⋯⋯⋯⋯⋯⋯⋯⋯⋯⋯⋯ 061

诊断 ⋯⋯⋯⋯⋯⋯⋯⋯⋯⋯⋯⋯⋯⋯⋯⋯⋯⋯⋯⋯⋯⋯⋯ 061

第二节　病例剖析 ⋯⋯⋯⋯⋯⋯⋯⋯⋯⋯⋯⋯⋯⋯⋯⋯⋯ 062

溺水的概念及分类 ⋯⋯⋯⋯⋯⋯⋯⋯⋯⋯⋯⋯⋯⋯⋯⋯ 062

溺水的临床表现 ⋯⋯⋯⋯⋯⋯⋯⋯⋯⋯⋯⋯⋯⋯⋯⋯⋯ 062

溺水的自救及互救 ⋯⋯⋯⋯⋯⋯⋯⋯⋯⋯⋯⋯⋯⋯⋯⋯ 063

溺水的急救方法 ⋯⋯⋯⋯⋯⋯⋯⋯⋯⋯⋯⋯⋯⋯⋯⋯⋯ 064

溺水后的保暖复温 ⋯⋯⋯⋯⋯⋯⋯⋯⋯⋯⋯⋯⋯⋯⋯⋯ 065

溺水后医生的处理 ⋯⋯⋯⋯⋯⋯⋯⋯⋯⋯⋯⋯⋯⋯⋯⋯ 065

第十五章　心脏病 ⋯⋯⋯⋯⋯⋯⋯⋯⋯⋯⋯⋯⋯⋯⋯⋯⋯⋯⋯ 067

第一节　经典病例 ⋯⋯⋯⋯⋯⋯⋯⋯⋯⋯⋯⋯⋯⋯⋯⋯⋯ 067

病例摘要 ⋯⋯⋯⋯⋯⋯⋯⋯⋯⋯⋯⋯⋯⋯⋯⋯⋯⋯⋯⋯⋯ 067

检查 ⋯⋯⋯⋯⋯⋯⋯⋯⋯⋯⋯⋯⋯⋯⋯⋯⋯⋯⋯⋯⋯⋯⋯ 067

诊断 ⋯⋯⋯⋯⋯⋯⋯⋯⋯⋯⋯⋯⋯⋯⋯⋯⋯⋯⋯⋯⋯⋯⋯ 068

第二节　病例剖析 ⋯⋯⋯⋯⋯⋯⋯⋯⋯⋯⋯⋯⋯⋯⋯⋯⋯ 068

心电图检查的重要性 ⋯⋯⋯⋯⋯⋯⋯⋯⋯⋯⋯⋯⋯⋯⋯ 068

心脏疾病常用的检查 ⋯⋯⋯⋯⋯⋯⋯⋯⋯⋯⋯⋯⋯⋯⋯ 069

第十六章　烫伤 ⋯⋯⋯⋯⋯⋯⋯⋯⋯⋯⋯⋯⋯⋯⋯⋯⋯⋯⋯ 074

　第一节　经典病例 ⋯⋯⋯⋯⋯⋯⋯⋯⋯⋯⋯⋯⋯⋯⋯⋯⋯⋯ 074

　　病例摘要 ⋯⋯⋯⋯⋯⋯⋯⋯⋯⋯⋯⋯⋯⋯⋯⋯⋯⋯⋯⋯⋯ 074

　　检查 ⋯⋯⋯⋯⋯⋯⋯⋯⋯⋯⋯⋯⋯⋯⋯⋯⋯⋯⋯⋯⋯⋯⋯ 074

　　诊断 ⋯⋯⋯⋯⋯⋯⋯⋯⋯⋯⋯⋯⋯⋯⋯⋯⋯⋯⋯⋯⋯⋯⋯ 074

　第二节　病例剖析 ⋯⋯⋯⋯⋯⋯⋯⋯⋯⋯⋯⋯⋯⋯⋯⋯⋯⋯ 075

　　烫伤的定义 ⋯⋯⋯⋯⋯⋯⋯⋯⋯⋯⋯⋯⋯⋯⋯⋯⋯⋯⋯⋯ 075

　　烫伤的分级 ⋯⋯⋯⋯⋯⋯⋯⋯⋯⋯⋯⋯⋯⋯⋯⋯⋯⋯⋯⋯ 075

　　烫伤的急救处理 ⋯⋯⋯⋯⋯⋯⋯⋯⋯⋯⋯⋯⋯⋯⋯⋯⋯⋯ 075

　　烫伤后的处理误区 ⋯⋯⋯⋯⋯⋯⋯⋯⋯⋯⋯⋯⋯⋯⋯⋯⋯ 076

　　烫伤后医生的处理 ⋯⋯⋯⋯⋯⋯⋯⋯⋯⋯⋯⋯⋯⋯⋯⋯⋯ 077

主要参考文献 ⋯⋯⋯⋯⋯⋯⋯⋯⋯⋯⋯⋯⋯⋯⋯⋯⋯⋯⋯⋯⋯ 080

主编信息 ⋯⋯⋯⋯⋯⋯⋯⋯⋯⋯⋯⋯⋯⋯⋯⋯⋯⋯⋯⋯⋯⋯⋯ 081

第一章 猝 死

第一节 经典病例

·病例摘要·

患者,李某,男,51岁。平素体健,否认吸烟、饮酒史;否认慢性疾病史。一周前受凉后出现咳嗽、咳痰,在此期间间断伴有胸闷,休息后可缓解,故未予重视及治疗。5小时前(凌晨3:00左右)患者起夜时突感心前区压榨样疼痛,考虑夜间前往医院不方便所以并未就诊。患者晨起后胸痛、胸闷进一步加重,持续不缓解,伴全身冷汗、恶心。遂叫救护车于8:05至我院急诊就诊。经心电图检查提示急性心肌梗死。立即给予吸氧、心电监护、溶栓、扩冠、控制心室率、抗血小板聚集等相关治疗,并迅速联系心内科会诊准备行冠状动脉造影。患者于8:57突然出现心律失常、呼吸减慢、神志丧失。立即给予除颤、起搏、气管插管及呼吸机辅助呼吸,同时予药物治疗,症状无好转。9:50患者呼吸、心跳、血压均为0,心电图提示心律消失,宣布死亡。

·检查·

1. 体格检查(入院时) 体温(36.8℃),呼吸(20次/分),脉搏(118次/分),血压(130/80 mmHg);神志尚清,急性面容,面色苍白,平车推入病房,查体欠合作,口唇无发绀,双肺呼吸音粗,两下肺底部可闻及较多湿啰音;心率(118次/分),律齐,心音低钝。

2. 实验室检查及其他辅助检查

(1)心肌酶谱:肌红蛋白、肌钙蛋白、肌酸激酶-同工酶明显升高,提示急性心肌梗死。

（2）心电图：窦性心动过速、前壁急性心肌梗死。

·**诊断**·

冠状动脉粥样硬化性心脏病，急性前壁心肌梗死，猝死。

第二节　病例剖析

·**猝死的定义**·

猝死是急救医学领域中最基本、最常见、最普通的名词之一，1979年国际心脏病学会、美国心脏学会以及1970年世界卫生组织对猝死做了相关的定义：猝死是指急性症状发生后即刻或者在24小时内发生的意外死亡，该定义一直沿用至今。目前大多数学者倾向于将猝死的时间限定在发病1小时内。从字面看猝死似乎是患者"突然死亡"，实际上猝死必须同时满足3个条件："已经死亡""因病死亡""死亡时间不可预料"。

·**猝死的分类**·

第一章第一节经典病例中的患者李某（以下简称"李先生"）在感冒的基础上，突发急性心肌梗死，导致心源性猝死。

临床上猝死可分为心源性猝死和非心源性猝死两大类。

1. 心源性猝死　发生率高、所占比例大。主要包括冠状动脉粥样硬化性心脏病（以下简称"冠心病"）、心肌炎、原发性心肌病、风湿性心脏病、二尖瓣脱垂综合征、先天性心脏病、预激综合征合并房颤、病态窦房结综合征这八种心脏疾病。其中冠心病是猝死最常见的原因，占全部心源性猝死原因的90%以上。

2. 非心源性猝死　分为血管性猝死与非血管性猝死两类。血管性猝死的常见原因包括主动脉夹层破裂、肺动脉栓塞、急性脑血管病等；非血管性猝死的常见原因包括支气管哮喘、急性出血性坏死性胰腺炎、严重的电解质紊乱、羊水栓塞、异位妊娠等。这些疾病均可造成猝死。

·心源性猝死的临床分期·

如果李先生在感冒初期出现胸闷不适，尤其是夜间突感心前区压榨样疼痛时引起高度重视，及时就医，可能会避免悲剧的发生。

心源性猝死临床上可分为以下四期。

1. 前驱期　许多患者在发生心脏骤停前会有前驱症状，如心绞痛、胸闷、气急、心悸、易于疲劳、乏力、牙痛、腹痛等一些非特异的症状。

2. 发病期　即心脏骤停前的急性心血管改变时期，通常不超过1小时。典型表现包括：长时间的心绞痛、剧烈的胸痛、急性呼吸困难、突发的心悸、头晕目眩、冷汗淋漓等。

3. 心脏骤停期　意识突然完全丧失，如不立即抢救，一般数分钟后进入死亡期，自发逆转者罕见。

4. 死亡期　分临床死亡期与生物学死亡期。临床死亡期表现为：心音消失、脉搏扪不到、血压测不出、短阵抽搐、呼吸断续、叹息样呼吸后呼吸停止、瞳孔散大。如果能在发现意识突然丧失的4分钟内给予及时有效的心肺复苏，则有可能避免生物学的死亡。

·猝死的危险因素·

李先生平时身体健康，没有吸烟、饮酒等不良嗜好，本次因为感冒后胸闷没有引起注意，最后导致急性心肌梗死，不治身亡。那么猝死除了"感冒"这种危险因素外还有哪些危险因素？

1. 冠心病　这是猝死的最大危险因素，20%～25%的冠心病以猝死为首发表现，其中80%患者猝死在医院外，来不及就诊。不少患者发生猝死前，会有心脏不适的表现，如胸闷。李先生在感冒初期就间断有胸闷，未引起警觉，故造成悲剧。

2. "三高"　患有高血压病、高脂血症和糖尿病的患者，也易发生猝死，故应积极防治。

3. 吸烟　目前心源性猝死患者中，有90%以上的人都吸烟，足见吸烟在导致心源性猝死上的危险性之高；而且，被动吸烟的"二手烟"者比吸烟者更无辜、更危险。吸烟容易促进血小板黏附，降低心室颤动阈值，升高血压，诱发冠状动脉痉挛，使碳氧血红蛋白积累和肌红蛋白利用受损，从而降低循环携氧能力，导致尼古丁诱导的儿茶酚胺释放，最终导致猝死的发生。

4. 饮酒　由于乙醇抑制大脑皮层，皮层下中枢开始兴奋，引起心率加快、呼吸加深加快、心脏负荷加重而容易引发猝死。大量饮酒还会造成血小板聚集和导致血栓素2的合成，形成血栓。

5. 不良饮食习惯　摄入过多的高脂肪、高蛋白类食品，如各种肉类，容易造成肥胖、高血脂或高血压。同时暴饮暴食更是要不得，因为在心脏器质性病变的基础上，饱餐时可通过吞咽动作和胃肠道反射引起冠状动脉收缩，提高迷走神经张力，容易造成心电不稳定，诱发各种缓慢性心律失常，甚至心脏停止跳动。

6. 不良生活方式　现在，越来越多的人追求苗条的形体，选择不恰当的减肥方式，如饥饿会导致钾、钠、氯、钙、镁等电解质水平及水液代谢的紊乱，而机体的钾、钠、氯、钙、镁等电解质的主要功能就是维持心肌细胞的静息电位并参与动作电位的形成；如剧烈体力活动或过度疲劳都能使心脏负荷急剧增加，对于患有潜在性心脏疾病的人，尤其是冠心病、心肌病及心肌炎患者，可因血液循环突变，引起各种心律失常、心肌缺血或心功能不全而猝死。

7. 精神压力过大　现代人们工作压力加大，精神高度紧张或过度焦虑，往往会引起或者加重动脉痉挛导致猝死。我们在日常工作中也碰到过有学生在网吧连续多日打网络游戏，猝然倒地，送来医院已回天乏术。精神因素是猝死的高危因素，主要有焦虑、激动、愤怒、惊恐、抑郁等。精神紧张、情绪过度激动可影响大脑皮层、兴奋延髓的心血管中枢和收缩血管中枢，使交感-肾上腺素神经张力增高，引起心率加快、血管收缩、血压升高，增加心脏工作量，已处于边缘状态的心脏不能负担突然增加的工作负荷，导致猝死。

8. 用力排便　排便时用力，血压、心率及心脏负荷为正常排便的5倍，易诱发心衰、心绞痛、心肌梗死、严重的心律失常、脑出血等。卫生间一直是紧急情况频发的地方，应引起高度重视。

·心脏骤停患者的急救处理·

1. 建立防范意识　2015年中华医学会第十七次全国心血管大会暨第九届东方心脏病学会议上，大会共同主席黄从新教授提出，全社会都应该建立起猝死防范意识，加强猝死预防的科普宣传，完善猝死的抢救体系，每个人都应懂得心肺复苏的基本知识。在机场、地铁、商场等公共场所，都应安置除颤器。

2. CAB三部曲　一旦发现意识突然丧失、呼之不应的患者，首先发现的人在呼救及等待救援的同时，应立即进行初级心肺复苏。其主要措施包括胸外按压、开通气道和人工呼吸，简称为心肺复苏CAB三部曲（图1-1）。

（1）胸外按压：是建立人工循环的主要方法。通过胸外按压可以使胸内压力升高，结合直接按压心脏维持一定的血液流动，配合人工呼吸可为心肺和脑等重要器官提供一定含氧的血流，为进一步复

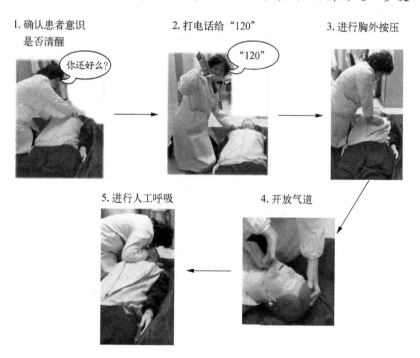

图1-1　心肺复苏流程图

苏创造条件。人工胸外按压时,患者应仰卧平躺于硬质平面,救助者通常跪在其右侧。若胸外按压在床上进行,应在患者背部垫以硬板。胸外按压的部位是双乳头连线的中点。一只手掌根部放在胸部正中双乳头之间的胸骨上,另一手平行重叠压在手背上,保证手掌根部横轴与胸骨长轴方向一致,手掌用力在胸骨上,不要按压剑突,避免发生肋骨骨折。按压时肘关节伸直,依靠肩部和背部的力量垂直向下按压,按压时胸部下降的深度为5～6 cm,按压后使胸廓恢复原来位置,按压和放松的时间大致相等。放松时双手不要离开胸壁,按压频率为100～120次/分。在胸外按压中应努力减少中断,如有中断尽量不超过10秒。

（2）开通气道:保持呼吸道通畅是成功复苏的重要步骤,可采用仰头抬颏法开通气道。一手置于患者前额用力加压,使头后仰,另一手的食、中两指抬起下颏,使下颌尖、耳垂的连线与地面呈垂直状态,以通畅气道,同时清除患者口中的异物和呕吐物,如患者义齿松动应取下。开放气道后,先将耳朵贴近患者的口鼻附近,感觉有无气息,再观察胸部有无起伏动作,最后仔细听有无气流呼出的声音,若无上述体征可确定无呼吸,应立即实施人工呼吸。

（3）人工呼吸:口对口呼吸是一种快捷有效的通气方法,施救者呼出气体中的氧气足以满足患者需求。用置于患者前额的手的拇指与食指捏住患者鼻孔,深吸一口气,用口唇把患者的口唇全罩住,然后缓慢吹气,每次吹气应持续1秒以上,确保吹气时有胸廓起伏,再放气1秒;连续2次吹气、放气后必须立即进行胸外按压。无论是单人还是双人进行心肺复苏时,按压和通气的比例为30∶2,交替进行,直到救援人员到达。

3. 穴位按压　由于猝死的抢救成功率不高,如条件许可还可以采用其他用力按压穴位的方法加强其疗效。如按压"素髎""人中"可以起到明显的升高血压的作用;按压"足三里""涌泉"可使呼吸兴奋,血压升高;按压"膻中""内关""足三里"能够提高左心室射血功能,改善脑循环(图1-2)。

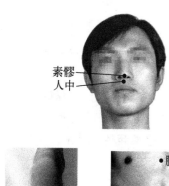
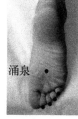
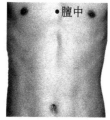
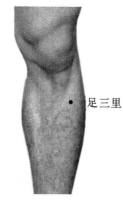

图1-2　急救穴位按压图

·猝死的预防·

中医将引起猝死的疾病归属于"胸痹""真心痛""眩晕""厥证""中风""血证""哮喘"等范畴，其理论散见于各个病证中。早在《黄帝内经·灵枢》厥病篇就有"真心痛，手足青至节，心痛甚，旦发夕死，夕发旦死"等记载。猝死的发病病机多属于本虚标实，痰瘀阻络，与肝、脾、肾三脏密切相关。

尽管猝死发作突然，但其形成却是由于慢性疾病多年积累。慢性病患者应注重日常生活中的自我调养，积极发挥中医"治未病"的优势，避风寒、畅情志、调饮食、慎起居，合理配合应用中医进行预防与调养，从而有利于预防猝死的发生和促进自身病情的恢复。

1. 合理安排饮食　平日饮食宜清淡。高纤维、低脂肪饮食习惯有助于预防心脏病的发生。日常建议食用大量水果、蔬菜、坚果、豆类、谷类；食用适量鱼类、肉类；尽量少食或避免食用高动物性脂肪和高胆固醇的食物，如肥肉、猪油、动物内脏、蛋黄、乳酪、黄油等。烧菜尽可能用植物油，低盐、低糖。一般来说，不同颜色的水果、蔬菜含有的抗氧化成分及黄酮类成分不同，颜色越深含量相对较多，建议多进食深色的新鲜水果、蔬菜。

2. 慎起居、畅情志　在日夜温差变化大时，要注重保暖，预防感冒、腹泻等；起居应有规律，保持大小便畅通；睡眠要充足；心境要平稳，切忌大喜大悲、忧愁郁闷，避免过度劳累和精神紧张；禁止吸烟、饮酒。

3. 控制体重　东方人的理想体重指数（BMI）是22。BMI=体重（kg）/身高（m）^{2}。肥胖者（BMI>28）要设法减肥，减少食物的总热能摄入（一般每天在1 000 kcal左右），不宜过多地饱食，并通过体力活动、锻炼来减轻体重，务必达到较理想体重指数水平。

4. 药物治疗　有高血压病、冠心病、糖尿病等慢性疾病的患者应遵守医嘱按时服药，切不可觉得病情稍有好转就擅自减药、停药。冠心病患者可随身携带麝香保心丸等中成药，在不适时立即服用。

5. 温水浴疗　温水浴疗能使局部末梢血管和冠状动脉反射性扩张，改善冠脉循环，起到改善心脏供血的作用。

6. 体育锻炼　应做力所能及的体育锻炼，如散步、广播体操、太极拳、五禽戏等，这样可改善动脉血流，建立侧支循环，增强心脑功能。锻炼要循序渐进和持之以恒，切忌操之过急。

7. 健康检查　定期进行健康检查。年轻人也要重视定期体检，一般来说30岁以上的人最好每年做一次体检。了解自己的"身体数字"——血压、血脂与血糖的情况，以及腰臀比、BMI等。特别要注意有无高血压病、糖尿病等慢性疾病，一旦发现及时就医，有针对性地选择药物治疗以控制其进展。

（陈林静　江艳芬）

第二章 小儿高热惊厥

第一节 经典病例

·病例摘要·

患儿,王某,男,3岁。两天前无明显诱因下出现发热,热峰高达40℃,无寒战。入院前10分钟突发惊厥一次,当时表现为神志不清、双眼上翻、四肢抽动、口吐少许白沫、大小便失禁,持续约2分钟缓解,缓解后反应稍有迟钝。给予抗感染、预防惊厥、退热等治疗。待病情好转,两周后预约脑电图排除癫痫可能。

·检查·

1. 体格检查 体温(39.2℃),脉搏(100次/分),呼吸(25次/分),血压(110/70 mmHg),体重(17 kg);神志清,精神一般,反应迟钝;咽充血;两肺呼吸音粗,未及干湿啰音;心率(100次/分),律齐,未及杂音。

2. 实验室检查及其他辅助检查

(1)血常规:白细胞增高。

(2)血生化:正常。

(3)胸片、脑电图:正常。

·诊断·

上呼吸道感染,高热惊厥。

第二节　病例剖析

·小儿高热惊厥的定义·

小儿高热惊厥是指小儿在呼吸道感染或其他感染性疾病早期，体温升高≥38.5℃时发生的惊厥，并排除颅内感染及其他导致惊厥的器质性或代谢性疾病。主要表现为突然发生的全身或局部肌群的强直性或阵挛性抽搐，双眼球凝视、斜视、发直或上翻，伴意识丧失。

·小儿高热惊厥的性质·

第二章第一节经典病例中的王某本次发病在呼吸道感染早期，体温升至40℃，结合体征表现考虑为"单纯性高热惊厥"。

小儿高热惊厥分为单纯性高热惊厥和复杂性高热惊厥两种。各年龄期（除新生儿期）小儿均可发生，以6个月至4岁多见。单纯性高热惊厥预后良好，复杂性高热惊厥预后较差。

（1）单纯性高热惊厥：结合高热惊厥的病史、临床症状、体征及实验室检查可诊断。如王某高热达40℃伴惊厥一次约2分钟，体格检查神经系统无异常，即可诊断。

（2）复杂性高热惊厥：既往有高热惊厥史，发病年龄小于6个月或大于6岁，惊厥持续时间超过15分钟，或同一次疾病过程中，或发病24小时内惊厥超过1次，甚至体温38℃以下也出现惊厥，非典型发作，可引起脑部后遗症。

·小儿高热惊厥不及时处理可能会引起的危害·

王某本次发病因治疗及时，未留明显后遗症。

小儿高热惊厥若不及时诊断及恰当地处理，可能给小儿发育中的大脑或其他脏器的功能造成不可逆的损害，导致严重的后果，故应争取时间，尽早就医，查明惊厥原因，对因治疗，防止再发，以免造成缺氧性脑损害和后遗症。

·小儿高热惊厥时家长的处理·

（1）立即将小儿侧卧或头偏向一侧，解开衣领，用软布或手帕包裹压舌板或筷子放在上、下磨牙之间，防止咬伤舌头，保持呼吸道通畅（图2-1）。

（2）用手指捏、按压小儿的人中、合谷、内关的穴位2～3分钟；不能随意用手拍打小儿头部，保持环境安静，避免不必要的刺激。待惊厥缓解后及时送医院进一步治疗。

（3）加强看护，防止小儿撞跌头部引起脑外伤。

（4）有条件的话及时用物理降温（冰敷或温水擦浴颈部、腋下、腹股沟等大血管处）及药物降温，30分钟测一次体温，使体温降到38℃以下。

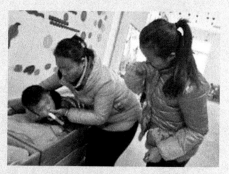

图2-1　惊厥时体位图

·小儿高热惊厥时医生的处理·

王某年龄小，起病急，病情来势凶险，家属经验较少，应及时送医。到医院后，医生一般会进行下列几项处理。

（1）首先使用抗惊厥药物控制惊厥，巩固和维持疗效。由于抗惊厥类药物有抑制呼吸、心跳及降低血压的不良反应，故应准备心肺复苏。

（2）如果病程中患儿出现喉痉挛，应立即将头后仰，托起下颌，防止舌根后坠导致窒息。

（3）惊厥呈持续状态后出现颅内高压时，应采用药物降低颅内压。

（4）对不同病因的惊厥给予相应的治疗。

（5）复杂性高热惊厥患儿需要规范服药3年，以防复发。

（姚　乐）

第三章 昏 迷

第一节 经典病例

·病例摘要·

患者,王某,女,20岁。患者于入院前30分钟被路人发现昏倒在路边,意识不清,呼之不应,口吐白沫,路人立即拨打电话求救,当救护车到现场后发现患者昏迷,血压(110/60 mmHg),呼吸浅表(8次/分),心率(60次/分),即刻给予药物对症治疗后送至医院。来院后由于患者本人无意识,且无家属、亲友或相熟之人陪伴,故既往史、月经史、婚育史、遗传史等皆不详。随即启动绿色通道快速抢救,立即给予吸痰、清除口腔分泌物、吸氧,同时给予气管插管,呼吸机辅助通气,开放静脉通路补液,并且给予扩容,多巴胺维持血压,尼可刹米、洛贝林呼吸兴奋中枢,维持水电解质平衡等抢救治疗。该患者入院后经过详细检查发现其发病时出现心率缓慢、皮肤湿冷、腋下多汗、呼吸道分泌物增多、双侧瞳孔缩小呈针尖样、肠鸣音亢进等症状,符合有机磷中毒的毒碱样症状;同时患者有眼睑不自主颤抖、呼吸衰竭等符合有机磷中毒的烟碱样症状。通过实验室检查确诊为有机磷中毒。随即开始相关对症处理。经过积极抢救治疗后,患者神志清醒,自诉发病前情绪欠佳,服用敌敌畏自杀。至此诊断明确,经过积极治疗后患者好转出院。

·检查·

1. 体格检查(入院时) 昏迷,体温(36.0℃),心率(46次/分),呼吸

（6次/分），血压（80/50 mmHg）；皮肤湿冷、腋下多汗；口腔可见较多白色分泌物，双眼眼睑不自主颤抖，双侧瞳孔等大，直径为1 mm，对光反应微弱；双侧胸廓对称，双肺呼吸音粗，双肺遍布痰鸣音，双下肺可闻及湿啰音；心率（46次/分），律齐，腹平软，肝脾肋下未及，移动性浊音阴性，肠鸣音活跃；四肢针刺觉不明显，双侧病理征未及。

2. 实验室检查　血氧饱和度（70%）；胆碱酯酶/正常人胆碱酯酶（<30%）。

·诊断·

昏迷，重度有机磷中毒。

第二节　病例剖析

·昏迷的定义·

昏迷广义的定义是患者不同程度的意识障碍，即意识内容障碍、觉醒障碍以及躯体运动完全丧失。

昏迷狭义的定义是最严重的意识障碍，也就是患者出现一种意识持续中断或完全丧失的状态。临床上完全的意识丧失一般有三种情况，即昏迷、晕厥和心搏骤停。

·昏迷的原因·

第三章第一节经典病例的患者王某（以下简称"王女士"）服用敌敌畏自杀，经确诊为有机磷中毒，入院后经过详细的体格检查和实验室检查，积极救治后好转出院。

那么我们如何区分昏迷原因呢？临床上有以下几种疾病会引起患者昏迷。

1. 急性脑血管病

（1）脑出血：一般发生于中老年人（外伤性和肿瘤性脑出血可发生于不同年龄段），平时有高血压病和（或）糖尿病等病史，有动脉硬化的基础，患者往往在突然用力或情绪激动时出现昏迷，伴有恶心呕吐、大小便失禁，严重者可有瞳孔的不等大，昏迷前可有剧烈头痛、头昏眼花、四肢麻木无力等不适。年轻的患者需要考虑脑部动静脉畸形、血管瘤、外伤等情况。

（2）脑血栓形成（脑梗死）：一般发生于中年以上人群，有高血压病和（或）糖尿病等病史，有动脉硬化的基础，昏迷前症状与脑出血类似，但是脑梗死通常在休息或睡眠时发病，不少患者清晨醒来时发现不能说话，跌倒床旁或痴呆，肢体麻木、活动不利甚至出现偏瘫。严重的脑梗死发病急骤，类似脑出血，可出现昏迷，患者多有心房纤维颤动（简称"房颤"）病史。

（3）脑炎或脑膜炎：急性或亚急性起病，昏迷前多有发热、头痛、肌肉酸痛等症状，体温可以持续升高，查体可有颈项强直、克氏征、脑膜刺激征等症状。一般颅内急性病毒感染引起昏迷主要是由于大量病毒对脑组织的直接入侵和破坏，若宿主对病毒抗原发生强烈免疫反应，进一步导致脱髓鞘、血管与血管周围脑组织损害，临床也会表现为昏迷。

2. 糖尿病

（1）低血糖昏迷：有糖尿病病史，长期服用降血糖药物，近几天吃得过少或未进食。昏迷前有心慌、头昏、出冷汗的症状。有时在早晨起床时发现患者已昏迷。低血糖往往比较凶险，会导致患者迅速死亡，所以处理必须及时。究其原因，葡萄糖是脑部尤其是大脑的主要能量来源，但脑细胞储存葡萄糖的能力十分有限，仅能维持数分钟脑部活动对能量的要求。所以，脑部的主要能量来源是血糖，较长时间的重度低血糖可严重损害脑组织。

（2）糖尿病酮症酸中毒昏迷：当糖尿病患者在各种感染、创伤应急状态以及胰岛素治疗突然中断或减量时，体内糖、脂肪、蛋白质代谢紊乱加重，进而出现血糖升高、酸中毒、血尿酮体增高；表现为恶心、呕吐、腹痛，呼吸加快加深，呼出气体有一股特殊的"烂苹果味"，此时应引起高度重视，必须尽快输液纠正内环境紊乱。如不及时救治，患者很快会出现意识障碍、昏迷甚至死亡。

（3）非酮性高渗性糖尿病昏迷：一般是由于应激情况下体内胰

岛素相对不足，或者产生胰岛素抵抗，从而使得胰岛素反调节激素增加及肝糖释放导致严重高血糖，高血糖能够引起糖尿性渗透性利尿，从而导致机体脱水，会引起中枢神经系统症状。非酮性高渗性糖尿病昏迷多见于中、老年患者，有或未知有糖尿病者，早期出现口渴、多尿、乏力，食欲减退加重，逐步出现明显的烦渴、多尿、脱水征等症状，可伴有不同程度的意识障碍。治疗时需要加强补液量，及时采取注射胰岛素、动态监测血糖等措施。

3. 急性中毒

（1）一氧化碳中毒：患者屋内生有火炉或是用暖气取暖，或使用煤气热水器时间过长，同时同住一室的人发生类似症状。患者呼吸微弱，面色、唇色呈现樱桃红色，口角边有呕吐物。昏迷前可有头痛、头昏、四肢麻木无力。一氧化碳的毒性主要是影响氧气的供给与利用，一氧化碳进入体内后与血红细胞的亲和力比氧气与血红细胞的亲和力大300倍以上，造成人体组织缺氧。当吸入含有一氧化碳气体后，一氧化碳进入肺部抢先与血红细胞结合，使血红细胞丧失运输氧气的能力，造成人体多个器官缺氧，导致组织受损甚至死亡。一般人在意外中毒时无法自我察觉，往往被发现时已进入昏迷状态，造成重大伤害甚至死亡。一氧化碳中毒者需要尽早行高压氧舱治疗。

（2）安眠药中毒：因服过量的安眠药发生昏迷，呼吸微弱，患者身旁可发现空药瓶及空药包或找到"遗书"。昏迷之前有情绪低落、受过不良刺激等情况。安眠药中毒者需要尽快进行洗胃治疗。

（3）吸毒过量：患者有吸毒史，前臂或肘部可见注射针眼。长期持久或者短期大量的毒品进入体内会对中枢系统造成损伤，产生呼吸抑制，引起昏迷，甚至死亡。

（4）农药中毒：农药主要是指用以消灭农作物中虫、鼠、草害的化合物以及卫生杀虫剂等的总称。一般服用或接触大量农药后会造成急剧病变的中毒症状，危重者可出现恶心、呕吐、口腔分泌物增多、昏迷甚至呼吸、心跳停止。一般患者周围有农药瓶或低防护下喷洒农药、接触过被农药污染的器物。昏迷前可有头痛、头昏、全身乏力、多汗、呼吸困难等症状。有机磷中毒属于农药中毒的一种,对于有机磷农药中毒的途径多样,其可通过皮肤进入人体;也可在喷洒过程中,农药气雾由呼吸道进入人体;如果误服,由消化道进入人体。

另外,简单的昏迷原因区分方法如下:

(1)伴有发热:多见于感染、甲亢危象、中暑、脑性疟疾等。

(2)伴有肢体抽搐:多见于癫痫及脑血管病等。

(3)患者的气味:"烂苹果"味多为糖尿病酮症酸中毒;"氨"味见于尿毒症昏迷;"大蒜臭"味者见于有机磷农药中毒;肝性昏迷者呼出气和尿液带有"肝臭"味。

(4)患者的皮肤颜色:皮肤潮红多见于感染与酒精中毒;口唇和皮肤樱桃红色多见于一氧化碳中毒;口唇青紫多见于缺氧性心、肺疾病及硝基苯、亚硝酸盐中毒;皮肤苍白多见于贫血、失血、休克;皮肤黄染多见于肝胆疾病或溶血。

·昏迷患者的急救处理·

路人发现王女士后立即拨打电话求救。当我们遇到突然昏倒的患者,人事不知、呼之不应,甚至出现肢体抽搐、大小便失禁、口吐白沫等症状,遇到这种情况该如何处理呢?

首先,我们不能随意移动患者,先让患者平躺,按压一下患者鼻与唇之间的人中穴位看看能否清醒,或者大声呼唤,如果10秒内患者没有醒来,那么就需要立刻叫救护车。如果我们早晨起来发现家人呼叫不醒,可能昏迷已经持续一段时间了,一般情况严重,此时必须立刻呼叫救护车。通常,昏迷和死亡可能只有一线之隔,必须立即送到医院进行抢救。

接下来可以让昏迷者去枕平卧,头后仰并偏向一侧。然后,注意清理患者口腔内的呕吐物、分泌物,使呼吸道通畅,防止发生窒息。当救护车到场后尽量提供病史,协助急救医生识别昏迷的原因。

(裘嘉兴)

第四章 肾功能不全

第一节 经典病例

·病例摘要·

患者，王某，女，65岁，半个月前患者无明显诱因下出现恶心、呕吐、乏力，无明显头痛。先后在消化科、神经科就诊，腹部CT、头颅CT、心电图检查均未见异常。建议胃镜检查、血液检查，患者拒绝。后多次就诊无果，反复告知血液检查的必要性，患者终于同意。患者平素体健，否认高血压病、糖尿病等慢性疾病史。否认药物、食物过敏史。已绝经20年。

·检查·

1. 体格检查　体温（36.5℃），呼吸（22次/分），脉搏（102次/分），血压（150/95 mmHg）；神志清，面色萎黄，发育正常，步入诊室，查体合作，口唇无发绀；双肺呼吸音清，两肺未闻及干湿啰音；心率102次/分，律齐，心脏各瓣膜区未闻及杂音；腹部平软，肝脾肋下未及，全腹触痛（－）；神经系统（－）；双下肢水肿（－）。

2. 实验室检查及其他辅助检查

（1）肾功能：血尿素氮（21.5 mmol/L），血肌酐（450 μmol/L），血钙（1.9 mmol/L）；血常规（提示轻度贫血）。

（2）尿常规：蛋白（＋＋），红细胞（＋）。

（3）腹部CT、头颅CT、心电图检查：未见异常。

（4）双肾超声：提示双肾慢性病变。

·诊断·

慢性肾功能不全(尿毒症期)。

第二节　病例剖析

·肾功能不全的分类·

第四章第一节典型病例中的王某(以下简称为"王女士")因为恶心、呕吐、乏力来院就诊,平素体健,几经周折最后通过血尿化验及超声诊断为"慢性肾功能不全(尿毒症期)"。

大家都知道恶心、呕吐一般常见于消化系统疾病、感染性疾病及中枢神经系统疾病,如急性胃肠炎、急性肠梗阻、胰腺炎、胆囊炎、腹膜炎、脑血管意外、脑炎、脑膜炎、高血压脑病等。所以王女士去了消化科、神经科就诊。但恶心、呕吐也是肾功能不全的常见症状。

肾功能不全可分为急性肾功能不全和慢性肾功能不全两大类。

1. 急性肾功能不全(ARF)　由多种病因引起的肾功能在短时间内突然下降而出现的各种临床综合征。表现为血肌酐和尿素氮升高,水电解质和酸碱平衡紊乱,全身多系统并发症。患者常在数天或数周内肾功能迅速下降到正常值的50%以下。具体表现为少尿或无尿、恶心、呕吐、气促、胸闷、腹胀、肢体抽搐、头痛、视力模糊、嗜睡、昏迷等精神症状。可累及多个系统(如消化系统、心血管系统、呼吸系统、神经系统)。

急性肾功能不全的原因主要有以下三点。

(1) 肾前性因素:循环血容量不足、心功能衰竭、使用非甾体类抗炎药物(NSAIDs)或去甲肾上腺素等引起的严重肾血管收缩、脓毒血症引起的全身血管阻力下降。

(2) 肾后性因素:肾盂和输尿管(肾内梗阻和肾外梗阻)、膀胱、尿道梗阻。

(3) 肾实质性因素:闭塞性肾血管疾病(动脉粥样硬化、栓塞性或血栓性疾病)、肾小球及小血管疾病(急性肾小球肾炎、急进性肾小球肾炎、恶性高血压、溶血性尿毒素综合征等)、肾间质性疾病(急性间质性肾炎、过敏、药物因素)、肾小管疾病。

2. 慢性肾功能不全（CRF）　慢性肾病引起的肾小球滤过率下降（GFR＜90 mL/min/1.73 m²）和其他肾脏功能损害，以及由此产生的代谢紊乱和临床症状组成的综合征。

慢性肾脏病和由此引起的慢性肾功能不全已经是一种常见病和多发病。但另一方面，慢性肾功能不全临床表现隐匿，可以完全没有症状或症状不明显，而且肾脏的代偿功能极其强大，即使肾脏功能已经损失50%以上的肾功能不全患者仍可能没有任何症状。这就造成了临床上许多慢性肾功能不全患者的误诊和漏诊。

慢性肾功能不全虽然缺少特征性临床表现，但并非无迹可寻。出现如下征象时应考虑慢性肾功能不全的可能。

（1）夜间尿量增多。

（2）合并中重度贫血的高血压。

（3）合并中重度贫血的皮肤瘙痒。

（4）合并夜尿增多的恶心、呕吐等消化系统症状。

（5）合并中重度贫血的高钾血症或低钙血症。

（6）患有糖尿病、代谢性疾病（肥胖、高脂血症、高尿酸血症等）、感染性疾病（肝炎、结核病、获得性免疫缺陷综合征、血吸虫病等）以及长期使用肾毒性药物（含有马兜铃科药物的中草药和减肥药、非甾体类抗炎药、抗生素等）等患者，特别是老年患者。

·肾功能不全引起恶心、呕吐的机制·

王女士因为恶心、呕吐来院就诊，先后在消化科、神经科就诊无果，最终通过查肾功能、尿常规、肾脏超声诊断为"慢性肾功能不全（尿毒症期）"。肾功能不全的常见症状为恶心、呕吐。

肾脏是人体的排泄系统，肾功能不全的患者，其肾脏的损伤已极为严重了，肾单位损伤常有一半以上。肾脏纤维化进展就会导致有效肾单位丧失和肾功能进行性下降，体内毒素堆积，这些毒素经血液循环排入消化道后，在肠道内细菌尿素酶的作用下分解为氨，后者可刺激胃肠道黏膜从而引起纤维素性炎症，甚至可以使得胃肠黏膜发生溃疡和出血。另肾小球严重破坏，使身体在排泄代谢废物和调节水电解质、酸碱平衡等方面出现紊乱,机体电解质平衡失调和酸中毒的影响使得其胃肠黏膜皱襞扩大,并存在程度不等的黏膜水肿。胃肠道发生上述两大结构改变,致使其运动功能受到障碍,大部分的胃排空延迟。在此种情况下,肾功能不全的患者容易出现食欲缺乏的现象,病情较重的肾衰竭终末期尿毒症患者会出现恶心、呕吐的症状。

·肾功能不全的治疗·

1. 急性肾功能不全 急性肾功能不全的病因分为肾前性、肾实质性和肾后性。对肾前性急性肾功能不全氮质血症的治疗首先及时解决肾脏灌注不足的问题。对于肾实质性急性肾功能不全,针对各种原因采取不同治疗方案,如糖皮质激素治疗、免疫抑制剂治疗、肾脏替代治疗等。对于肾后性肾功能不全,积极去除梗阻。

2. 慢性肾功能不全 慢性肾功能不全患者首先要加强锻炼身体,增强抗病能力,及时清除感染灶,治疗原发病如糖尿病、系统性红斑狼疮、高血压病等,也要防止药物对肾脏的损害。其次,要注意观察身体的某些变化,如水肿、高血压、发热、乏力、食欲缺乏、贫血等,并观察尿色的变化(如血尿、蛋白尿等)、尿量的多少。如果有以上变化出现,就应及时做血液、尿液分析,尿液细菌培养及计数,肾功能测定,甚至要做肾脏穿刺活组织检查以及肾脏影像学检查等,以明确肾脏疾病的病因、病理改变及肾功能的判断,为肾脏疾病的治疗及预后提供依据。最后,根据疾病的不同类型、病变的程度采取相应的治疗:控制感染,清除原发灶、治疗原发病,调整水、电解质平衡,中药灌肠治疗,终末期肾脏替代治疗(如肾移植、血液透析、腹膜透析等)等。积极阻断病情的进展,保护残余肾功能,修复可逆损伤。

所以出现恶心、呕吐的情况时检查肾功能是必要的,这样可以做到早诊断、早治疗。

(欧娇英)

第五章 电击伤

第一节 经典病例

·病例摘要·

患者,李某,男,32岁,既往身体健康,无特殊病史。15分钟前在家中维修电器时不小心触电(220 V),惊叫一声,随之意识丧失伴抽搐;家人立即切断了电源,拨打"120"求救。救护车到达现场时,观察到患者处于昏迷状态,心跳、呼吸消失,双侧瞳孔散大,对光反射消失。立即给予胸外心脏按压、紧急气管插管、人工气囊辅助呼吸,继而患者被送至我院急诊。继续行心肺复苏术,给予持续胸外心脏按压,呼吸机辅助通气,同时建立静脉通道,肾上腺素重复静脉推注。心电监护显示心室颤动,给予多次非同步电除颤,患者逐渐恢复自主心跳。后予留置胃管,留置导尿,纠酸、脱水、抗感染、静脉营养、保护脑细胞、维持血压等处理,同时做好电击伤口的处理。经过积极救治,患者恢复自主呼吸,意识恢复,遗留有运动性失语,肢体功能障碍。后续给予针灸、中草药、高压氧舱等治疗,病情逐渐稳定,但生活自理能力受限。

·检查·

体格检查(出院时) 体温(36.5℃),呼吸(18次/分),脉搏(68次/分),血压(105/65 mmHg);神志尚清,反应迟钝,对答不能,面色萎黄,发育正常,查体欠合作;双手掌见黄豆大小灼烧瘢痕,四肢肌力4级,生理征存在,病理征未及。

·**诊断**·

电击伤（双手掌烧灼伤），心肺复苏术后。

第二节 病例剖析

·**电流对人体的影响**·

第五章第一节经典病例中的李某（以下简称"李先生"）因在家中维修电器时不小心触电导致电击伤，虽经积极救治保住了生命，可还是遗憾地留下了生活不能自理的后遗症。

根据电流对人体影响的分析，不难推测出，李先生触电后由于手的肌肉收缩，使手指牢牢地抓住电源，不易解脱，家人立即切断电源防止造成长时间触电。电流由李先生的双手（尤其左手）通过心脏引起心脏骤停，通过脑干引起呼吸停止。电流能量变成热量，使李先生的双手掌局部组织温度升高引起烧伤。

人体接触电流的大小和持续时间的长短对人体有不同的效应。用于诊断和治疗的医疗电气设备，接触人体时通过微量电流能治病救人。当通过人体的电流较大，持续时间过长时会使人受到伤害甚至死亡。

电流对人体的伤害程度与通过人体电流的大小、电流的持续时间、电流通过人体的途径、电流的频率以及人体状况等多种因素有关，在一般情况下人触及1 mA电流0.2～0.3秒可以感觉到电流；触及5～9 mA电流0.2～0.3秒则感到断开电流比较困难；触及20～50 mA电流0.2～0.3秒，有痛苦感增加的感觉；触及电流超过50 mA则可能导致死亡（图5-1）。

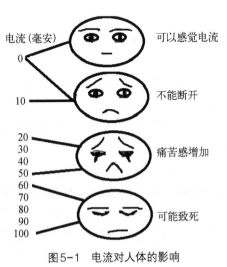

图5-1 电流对人体的影响

·电击伤的临床表现及诊断·

电击分为低压电（≤380 V）、高压电（>1 000 V）和超高压电或雷击（电压在10 000万伏以上）三种电击类型。

当一定电流或电能量（静电）通过人体引起损伤或功能障碍，甚至死亡，称电击伤，俗称触电。雷雨闪电时的电击亦属于电击伤。

1. 电击伤的临床表现　李先生触电（220 V）后立即发生意识丧失，心跳、呼吸消失，双手掌烧灼伤，这是重度电击伤的表现。

（1）全身表现：受电击者可出现惊恐、心悸、头晕、头痛、痛性肌肉收缩、面色苍白及心律失常、猝死等。高压电击特别是雷击时，会出现意识丧失、心搏和呼吸骤停。幸存者遗有定向力丧失和痫性发作可能。

（2）局部表现：电击处部位释放电能最大，局部皮肤组织损伤最严重，周围皮肤组织烧伤较轻，如有衣服点燃可出现与触电部位无关的大面积烧伤。高压电击时，电流入口处烧伤严重，烧伤部位组织炭化或坏死成洞。

（3）并发症和后遗症：电击后24～48小时常出现并发症和后遗症，如心肌损伤、严重心律失常和心功能障碍；吸入性肺炎和肺水肿；消化道出血或穿孔、麻痹性肠梗阻；骨折、肩关节脱位或无菌性骨坏死；大约半数电击者出现单或双侧鼓膜破裂、听力丧失。电击后数天到数月可出现多发性神经炎或瘫痪；角膜烧伤、视网膜剥离、单侧或双侧白内障和视力障碍。孕妇遭遇电击后，常发生流产、死胎或胎儿宫内发育迟缓。因延迟就诊或不就诊，患者出现并发症时，往往已失去了治疗机会。

2. 电击伤的诊断与检查　触电时由于电流流过中枢神经系统的呼吸控制中心（脑干）可使呼吸停止；电流流过心脏会造成心脏功能紊乱、心室纤颤，造成触电者因心律失常、大脑缺氧而迅速死亡。因此，要了解心脏的损伤情况，必须及时做心电图、心肌酶谱及血气分析等检查。如触电者尿液呈红褐色，表示有血红蛋白尿或肌红蛋白尿，必须做尿常规和肾功能检查，防止发生急性肾衰竭。

·电击伤的急救处理·

李先生在发生电击伤后，家人迅速切断了电源，并呼叫救护车，送至医院持续抢救，最终得以存活。日常生活中电击伤发生后，我们应该如何急救处理呢？

一般而言，电击伤事故具有突发性、季节性、行业性以及高死亡率等特征。因此，正确的急救方法以及最佳的抢救时机尤为重要。应就地、及时抢救，务求争分夺秒，遵循抢救生命、全力抢救；先救命，后治伤；不要轻易放弃（图5-2）。

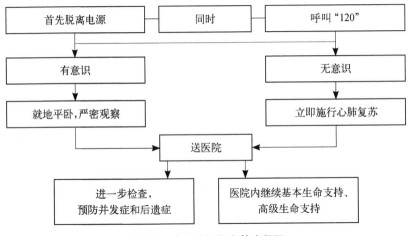

图5-2　电击伤现场急救流程图

1. 脱离电源　李先生在家中发生电击伤，属于低压电源触电（220～380 V），家人采取关闭电源总闸门切断了电源。生活中当有人被高压输电线（＞1 000 V）击中倒地后，大家千万不要贸然接近，因为强大的电磁场及电流会使自己触电身亡（图5-3）。

2. 心肺复苏　李先生的家人由于及时呼叫救护车，开展院外心肺复苏操作进行基础生命支持，并及时送至医院继续心肺复苏操作进一步高级生命支持，进而化险为夷。那么除了第一章已提到的CAB三部曲的基本步骤，还有哪些心肺复苏的内容需要了解呢？

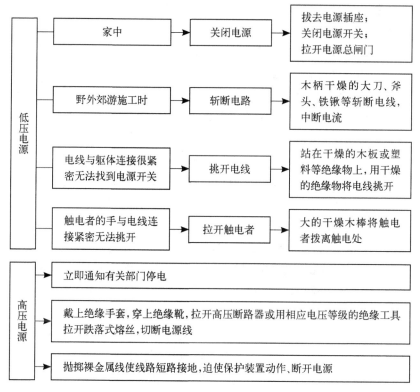

图5-3 脱离电源流程图

① 分开了的电器仍处于带电状态,不可接触。急救者最好穿胶鞋、戴橡胶手套,脚踏木板等绝缘体上,未切断电源之前,救助者切勿以手直接推拉、接触或以金属器具接触患者,以保自身安全;
② 抛掷金属线之前先将金属线的一端可靠接地,然后抛掷另一端,抛掷的一端不可触及触电者和其他人。另外抛掷者抛出线后,要迅速躲离接地的金属线8 m以外

　　心肺复苏是指对心脏骤停的患者给予循环和呼吸支持,可分为基本生命支持和高级生命支持。基本生命支持是指专业或非专业人员对心脏骤停患者进行的徒手抢救,包括胸外按压、开放气道、人工通气。未经训练的非专业施救者可进行单纯胸外按压式心肺复苏,并应持续实施单纯胸外按压式心肺复苏,直到能使用自动体外除颤器或有参加过训练的施救者赶到。

　　呼吸、心跳停止的患者,病情非常危重,这时应一面进行抢救,一面紧急联系,就近送患者去医院进一步治疗,在转送患者去医院途中,抢救工作不能中断。即使就地抢救无条件,需要转送,也必须做到不间断、准确无误地心脏按压,以保证血液循环和进行人工呼吸。

人体触电时,如电流强度和电压达到一定程度,特别是电流通过头部时,可立即发生意识丧失,甚至呼吸、心跳停止而处于"假死"状态(电休克)。所以电击伤患者一旦发生心脏骤停,需要进行超长心肺复苏。

通常临床上心脏骤停时如果连续心肺复苏抢救30分钟未能恢复自主循环,可以放弃复苏,但由于电击损伤的特殊性以及电击伤患者以中青年男性为多,与疾病所致的心脏骤停相比,其身体基础条件较好,加上有的伤者可能出现"假死"状态,因此尽管呼吸、心跳时间停止较长,也应该尽最大努力积极抢救,而且要有超长心肺复苏的概念,以使更多的触电者可以"起死回生"。要坚持不懈地进行,有时需数小时,直至患者清醒或出现尸僵、尸斑为止,不得轻易放弃抢救。

3. 局部电击伤的处理 如有电烧伤时,现场应用干净的敷料、纱布或替代品(如干净的手绢,床单等)把创面包裹好,避免进一步污染或损伤。在高空高压线触电抢救中要注意防止摔伤。

4. 高压氧治疗 李先生意识恢复后,遗留有运动性失语、肢体功能障碍,予高压氧治疗。

对电击伤患者除了需要抗感染、抗自由基、改善微循环、神经营养药等常规治疗外,高压氧是具有最经济、最确实、最安全的供氧方式,是其他方法无法替代的。电击伤在造成多个组织、器官损害的同时,往往导致不同程度的脑损害,尤其是缺血缺氧性脑损害,严重时出现昏迷状态,预后较差。而对这类患者及时进行高压氧治疗,可改善脑缺血缺氧症状。

5. 电击伤的中医急救 针灸是中医最早应用于急救的疗法之一,历代医家应用最多的穴位当属"十三鬼穴"之一的人中,孙思邈在《备急千金要方》中记载"救卒死方,令爪其患者人中取醒"。

人中为督脉经穴,因其在口鼻之间,鼻为肺窍通于天,口为脾窍通于地,天气在上,地气在下,人处于中而名"人中",又因所在处如涕水之沟渠而名"水沟"。此即人中沟,将此沟长度分为3等分,在上1/3与下2/3交点定穴,其位置固定,简单易取,而为学术界所公认。人中穴通调任督,对平衡阴阳、运行气血起重要作用,主治全身疾患,应用范围广泛,是临床一个极为常用的急救穴位,并对多种疑难杂症有效。

另一重要穴位就是内关,内关为手厥阴心包经腧穴,八脉交会穴之一,有宁心安神、舒肝理气、化瘀止痛、调畅气血的功效,是治疗心胸疾患的常用穴位。另外,常用穴位还有涌泉、合谷、神阙、足三里、十宣等。

此外还可以辨证选用参附注射液温肾回阳固脱、参麦注射液益气养阴固脱、醒脑静注射液清热开窍等,读者需注意,必须遵医嘱服用。

·电击伤的预防·

李先生自行在家中修理电器而发生意外,是由于未严格执行操作规程造成的。检修电器时应当关闭电闸,若必须带电操作,需要有专门的工具并由专业人员操作。被电击伤在日常生活中时有发生,我们该如何预防呢?

(1)加强安全教育及自我保护意识,正确识别、分析与防止危险源。

(2)严格执行电业安全工作规程,严禁私自乱拉、乱接电源线。使用合格电器产品,家用电器应严格按照说明书的要求使用。避免漏电,不要把插座、插头和开关等打湿,也不要用湿手直接接触电开关。室内家用电器的电线若受潮或者破损,要及时修补或更换。

(3)更换保险丝时应注意规格,不用铜、铝、铁制的,因为这些都是很好的导电物质,且熔点很高,强电流通过时,不易熔断。

(4)火警时先切断电源,用黄沙以及干粉、二氧化碳等灭火器灭火,切不可用水或泡沫灭火器灭火,因为它们有导电的危险。

(5)远离大风刮倒、刮断的电线杆、高压线,至少保持10 m以上的距离。

(6)儿童心智不全,对事物充满好奇,更容易发生电击伤,所以电源插座要安在儿童不易触到的位置,要提醒儿童不要乱碰、乱动电器产品、乱拔插头。

·雷电击伤的预防·

雷电击伤是一种特殊的电击伤,电压在10 000万伏以上,遭受雷击时人很容易发生意识丧失、心搏和呼吸骤停。雷电灾害是联合国公布的最严重的十种自然灾害之一,除洪水外,雷击灾害居天气相关(如沙尘暴、寒潮、大风、霜冻等)伤害的首位。雷电击伤的死亡率是30%,存活者有高达70%的致残率。

但是即使一群人同时遭遇雷击,雷电击伤的症状也各异。有些人症状轻微很少需要医疗救护,而有些人可发生致命性损伤。雷电击伤的预防主要有下列几个方面。

(1)雷电天气大多出现在夏末秋初时节,出行应该多加注意。如果在野外旅游遇到雷电天气时,应该尽快躲到有防雷装置的建筑物内避雨。旅游部门也应该在旅游景点多建一些有防雷装置的建筑供游人避雨。

(2)对于家用电器的保护应注意在电源入户处安装电源避雷器,防雷措施不好的居民楼内,雷雨天尽量不要使用家用电器,尤其是电脑。

(3)在得知当天有雷电活动时应在上班前将家用电器的插头拔掉,并且出门时不要忘记关好门窗,以防止滚球雷的侵入。

(4)为防止遭雷电袭击,雷雨天尽量不要使用电子洗浴设备。

(5)雷电天气时,室外行人最好马上进入建筑物内,不要在孤立的烟囱、高大的金属物体、电线杆旁逗留。

(6)雷电天气时,尽量不要手持金属雨伞、高尔夫球棍、斧头等物,也不要在空旷地带使用手机。

(陈静宇)

第六章　感　冒

第一节　经典病例

·病例摘要·

患者，王某，女，85岁。2天前受凉后鼻塞、流清涕，有少许咳嗽、少痰，伴有发热(38℃左右)，稍有肢体乏力、纳差，没有畏寒、头痛、胸闷、心悸、恶心、呕吐、腹痛等症状。来医院就诊，给予药物对症治疗。

·检查·

1. 体格检查　体温(38.5℃)，呼吸(18次/分)，脉搏(98次/分)，血压(130/80 mmHg)；神志清，面色可，发育正常，步入诊室，查体合作，对答切题；浅表淋巴结无肿大，口唇无发绀，咽部充血(+)，两扁桃体无肿大；双肺呼吸音粗，无干湿啰音；心率98次/分，律齐，各心脏瓣膜未闻及杂音；腹部检查(-)；神经系统检查(-)。

2. 实验室检查　血常规：正常。

·诊断·

急性上呼吸道感染。

第二节　病例剖析

·感冒发热的原因·

第六章第一节经典病例中的患者王某(以下简称"王阿婆")受

凉后鼻塞、流清涕,有少许咳嗽、少痰,伴有发热38℃左右,稍有肢体乏力、纳差。因是高龄患者,抵抗力较弱,受凉后出现"感冒发热"。

"感冒发热"是指感冒引起的发烧症状。感冒的发生主要由于体虚,抗病能力减弱而引起。中医认为,感冒是气候剧变时,人体内外功能不能适应,邪气乘虚由皮毛、口鼻而入,引起的一系列症状。发热是指致热原直接作用于体温调节中枢,使体温调节中枢功能紊乱或各种原因引起的产热过多、散热减少,导致体温升高超过正常范围的情形。

感冒发热对人体有利也有害,发热可以动员人体免疫功能,这有利于清除病原体和促进疾病的痊愈。因此,体温不太高时不必用退烧药,只需密切注意体温变化,当体温超过38.5℃时,可服用退热药。

70%～80%的感冒由病毒引起,20%～30%的感冒由细菌引起。一般情况下,细菌感染可直接感染或继发于病毒感染之后。主要的病毒有流感病毒、副流感病毒、呼吸道合胞病毒、腺病毒、鼻病毒、埃可病毒、柯萨奇病毒、麻疹病毒、风疹病毒。常见的细菌有溶血性链球菌、流感嗜血杆菌、肺炎球菌、葡萄球菌等,偶为革兰阴性菌。

·感冒的分类及临床表现·

王阿婆低热2天,伴鼻塞、流清涕,有少许咳嗽、少痰等感冒症状,体检及血常规正常,属于普通感冒。感冒一般在受到感染后1～3天便会出现打喷嚏、流鼻涕、鼻塞、咳嗽、喉咙痛等。但是不同的感冒类型有不同的主要症状表现。

1. 西医分类

(1) 普通感冒:打喷嚏、喉咙痛、鼻塞非常常见,有轻微的全身疼痛、乏力、咯痰,其余像头痛、发热、发冷这样的症状不常见,另外还带有轻微的胸部不适等症状,病情发展较慢,全身症状较轻。即使不吃药,只要多喝水,护理周到,7～10天就可自愈。

(2) 流行性感冒:最为显著的临床表现就是打喷嚏,所产生的飞沫会将感冒病毒传播给他人。可以伴有头痛、发热、全身疼痛、胸部不适、乏力的症状,喉咙痛、发冷、咳嗽不常见,几乎无痰,病情发展迅速,全身症状严重,可持续两周或更长的时间。

2. 中医分类

（1）风寒感冒：主要表现为鼻塞声重、打喷嚏、流清鼻涕、咳嗽、痰白稀、怕寒明显，全身无汗且有酸痛不适的感觉，舌无苔或薄白苔。通常要多穿衣服才自觉舒服。一般不发热，即使有发热也比较轻。

（2）风热感冒：主要表现为喉咙痛，通常在感冒其他症状出现之前就痛；流浓涕，通常黄色或带黑色；咳嗽、痰黄稠；舌苔呈薄黄色，也有可能是白色的，舌体通常比较红。另外还有身热、口渴、心烦等症状。发热明显，甚至有高热。

（3）暑湿感冒：主要表现为发热、头昏、浑身胀痛、身体倦怠，伴有胸闷、恶心等症状。

（4）表寒里热感冒：又名"寒包火"，多以恶寒发热、咳嗽气喘、痰黄黏稠、烦躁、头痛为主要症状。

· **感冒的治疗** ·

我们经常在急诊工作中碰到需要"吊盐水"的患者。那么感冒发热到底需要"吊盐水"吗？

感冒主要是对症处理。考虑感冒是病毒感染引起的，建议行抗病毒治疗；合并细菌感染者，才加用抗生素治疗。药物治疗以口服药物为主。同时多喝水，注意休息。只有在高热脱水或感染严重时才需要补液。"吊盐水"使用的抗生素与补液量也不是越多越好，需要根据症状、临床表现、检查结果综合考虑。因此大部分感冒是不需要"吊盐水"补液治疗的。王阿婆属于"普通感冒"，体格检查及实验室检查正常，只需对症处理。

感冒的治疗一般有以下两个方面。

1. 一般治疗   若普通感冒，一般7～10天可自愈，可选择不吃药。注意卧床休息、保暖、多饮水，忌辛辣、忌烟，室内保持空气流通。

2. 药物治疗   目前市面上常用的感冒药可分为西药和中成药两种。

对于只表现为鼻塞、打喷嚏、流鼻涕、流眼泪等感冒初期症状的患者，可以选用含有抗过敏和收缩血管成分的感冒药。如复方盐酸伪麻黄碱缓释胶囊。

对于只是单纯的发热头痛而没有其他症状的患者，可选用只有解热镇痛的单方制剂。如氨酚伪麻美芬片。

对于在头痛、发热、全身不适症状基础上还伴有鼻塞、打喷嚏、流鼻涕等感冒卡他症状的患者，可选择含有解热镇痛、抗过敏、收缩血管成分的药物。如酚麻美敏片。

对于伴有刺激性干咳的患者，则需要选用含有镇咳成分的药物。如复方磷酸可待因溶液等。

对于咳痰者可选用含有祛痰成分的药物。如祛痰灵口服液等。

风寒感冒可选用辛温解表药，如川芎茶调散及防风、荆芥、紫苏、麻黄、桂枝、香薷、羌活、白芷、细辛、藁本等；风热感冒可选辛凉解表药，如银翘解毒片及薄荷、牛蒡子、桑叶、菊花、葛根、柴胡、升麻、蝉蜕等；对于暑湿感冒则应该用清暑祛湿解表的药物，如暑湿感冒冲剂、藿香正气水等。

抗病毒药物利巴韦林对流感和副流感病毒、呼吸道合胞病毒有一定抑制作用，对鼻病毒和其他呼吸道病毒目前尚无有效的抗病毒药物。

一般，不应该、也不需要应用抗生素。只有细菌定植，呼吸道分泌物中粒细胞增加，出现鼻窦炎、中耳炎等并发症，患有慢性阻塞性肺病（COPD）、糖尿病等基础疾病和感冒病程超过1周的患者可适当应用抗生素。

（夏良斌）

第七章 咳 嗽

第一节 经典病例

·病例摘要·

患者,王某,男,28岁。一个多月前夜间加班工作时感觉喉咙痒、咳嗽、少痰,去附近的医院就诊,诊断为"咽炎",予止咳药水奥亭服用,效果还不错。1个星期后,药水喝完了,咳嗽症状又出现了。他这次要求多配几瓶备用。此后,只要喉咙不舒服或咳嗽,就习惯性地喝上几口。近期王某发现自己喝咳嗽药水的量逐日增多,有时候即使不咳嗽,也想喝上两口。最多的时候一天得喝200 mL。一周前发现一旦不喝止咳药水,就会出现全身无力、头晕、注意力无法集中、脾气暴躁、出汗、心慌、手抖、失眠等不适,根本无法安心工作。王某赶忙到大医院检查。

·检查·

1. 体格检查　体温(37.1℃),呼吸(16次/分),脉搏(100次/分),血压(120/80 mmHg);神志清,面色可,发育正常,步入诊室,查体合作,对答切题;浅表淋巴结无肿大,口唇无发绀,咽部充血(+),两扁桃体无肿大;双肺呼吸音粗,无干湿啰音;心率100次/分,律齐,各心脏瓣膜未闻及杂音;腹部检查(−);神经系统检查(−)。

2. 实验室检查与其他辅助检查　均正常。

·诊断·

咳嗽。

第二节 病例剖析

·常见止咳药水的适应证·

第七章第一节经典病例中的患者王某(以下简称"王先生")喝的是一种名叫"奥亭"的止咳药水。"奥亭"又叫"复方磷酸可待因"口服溶液。含磷酸可待因溶液的咳嗽药水,因可待因含量较低,治疗剂量并没有成瘾性,但若长期、大量、连续服用,易产生躯体依赖与精神依赖。所以我们要学会合理使用止咳药水。

市面上售常见止咳药水的适应证如下。

1. 奥亭(复方磷酸可待因口服溶液) 组成成分为:每10 mL含马来酸溴苯那敏4.0 mg、磷酸可待因9.0 mg、盐酸麻黄碱10.0 mg、愈创甘油醚1 000.0 mg。用于上呼吸道感染、咽喉及支气管刺激所引起的干咳、敏感性咳嗽;因感冒、花粉症、过敏性鼻炎引起的流涕、流泪、打喷嚏、鼻塞和咽喉发痒。加入可待因的优势在于直接抑制咳嗽中枢,止咳迅速,适用于各种原因引起的剧烈干咳和刺激性咳嗽,尤其适合伴有胸痛的剧烈干咳,不适合痰多的患者。用药期间不宜驾驶车辆、管理机器及高空工作等。

2. 史达功(右美沙芬愈创甘油醚糖浆) 组成成分为:每10 mL中含氢溴酸右美沙芬15 mg,愈创甘油醚100 mg。适应证为用于上呼吸道感染(如普通感冒和流行性感冒)、支气管炎等引起的咳嗽、咳痰。氢溴酸右美沙芬为中枢性镇咳药,可抑制延脑咳嗽中枢而产生镇咳作用,其镇咳作用与可待因相等或稍强,长期服用无依赖性和耐受性;愈创甘油醚为祛痰剂,能使呼吸道腺体分泌增加,使痰液稀释,易于咳出。

3. 惠菲宁(美敏伪麻溶液) 组成成分为:每10 mL含氢溴酸右美沙芬10 mg、盐酸伪麻黄碱30 mg、马来酸氯苯那敏2 mg。溶液中盐酸伪麻黄碱为减轻鼻充血剂,能消除鼻、咽部黏膜充血、减轻鼻塞症状;氢溴酸右美沙芬为中枢性镇咳药,能直接作用于延脑咳嗽中枢抑制咳嗽反射,但无明显依赖性;马来酸氯苯那敏为抗组胺药,具有消除或减轻流泪、打喷嚏和流涕的作用。这三种主要成分同时发挥作用,从而达到缓解感冒及过敏引起的咳嗽。

4. 复方甘草口服溶液　用于镇咳祛痰。每100 mL含甘草流浸膏12 mL、酒石酸锑钾0.024 g、复方樟脑酊12 mL。其中甘草流浸膏为末梢性止咳药,口服后,能覆盖在发炎的咽部黏膜上,降低呼吸道感觉神经末梢对刺激的敏感性而产生止咳效果。酒石酸锑钾为恶心性祛痰药;复方樟脑酊为镇咳药。用于上呼吸道感染、支气管炎和感冒时所产生的咳嗽及咳痰不爽。由于酒石酸锑钾具有一定毒性,目前市场上部分制剂中已经剔除了酒石酸锑钾。

止咳药水除了上述西药制剂外,还有一些中药糖浆制剂。

1. 强力枇杷露　主要成分为:枇杷叶、罂粟壳、百部、白前、桑白皮、桔梗、薄荷脑。功效为养阴敛肺,止咳祛痰。用于支气管炎咳嗽。该药现有无糖配方,适合糖尿病患者。但方中含有罂粟壳,儿童、孕妇、哺乳期妇女禁用。

2. 急支糖浆　主要成分为:鱼腥草、金荞麦、四季青、麻黄、紫菀、前胡、枳壳、甘草。功效为清热化痰,宣肺止咳。用于外感风热所致的咳嗽,症见发热、恶寒、胸膈满闷、咳嗽咽痛;急性支气管炎、慢性支气管炎急性发作见上述症状者可用。

3. 百咳静糖浆　主要成分为:黄芩、桑白皮、瓜蒌仁(炒)、前胡、百部(蜜炙)、麻黄(蜜炙)、桔梗、苦杏仁(炒)、紫苏子(炒)、清半夏。功效为清热化痰,平喘止咳。用于外感风热所致的咳嗽、咯痰;感冒,急、慢性支气管炎,百日咳见上述症状者可用。

4. 蛇胆川贝枇杷膏　主要成分为:蛇胆汁、川贝母、枇杷叶、桔梗、水半夏、薄荷脑。功效为清肺润燥、化痰止咳。适用于热病后期的久咳、燥咳。

中药糖浆制剂相对安全温和,对慢性、轻微的咳嗽有一定效果,但对急性和严重的咳嗽效果不明显。

·常见止咳药水的不良反应·

王先生因反复咽部不适咳嗽一个多月,习惯性地喝上几口咳嗽药水。一周前发现一旦不喝止咳药水,就会出现全身无力、头晕、注意力无法集中、脾气暴躁、出汗、心慌、手抖、失眠等不适,根本无法安心工作。

如今由于空气质量等原因,由过敏因素引起的咳嗽越来越多见,所以,很多止咳药水里加了一定含量的抗过敏药物(如马来酸氯苯那敏等)。在选用含抗过敏药的咳嗽药水时,需注意不能长期服用,否则容易引起嗜睡、口干等,严重者还会诱发癫痫,所以有神经系统疾病的患者慎用。

含有祛痰药的咳嗽药水(如愈创甘油醚),可以降低痰的黏度,使痰易于咳出,适合急性呼吸道炎症初期痰少而黏滞,不易咳出的情况。但此类药剂量不能过大,否则会导致恶心、呕吐甚至胃痛。

含有中枢性止咳药(如可待因、右美沙芬等)的咳嗽药水,它是一类真正意义上的制止咳嗽的药物。它是通过神经系统起作用的,所以婴幼儿一般不主张使用,临床上多用于其他止咳药物无效后的治疗或对少数剧烈咳嗽或伴有胸痛的患者可用这类药,但是也要在医生的指导下使用,不要随意使用咳嗽药水,否则就会像王先生一样出现不良反应。

咳嗽只是一种症状,千万不能把咳嗽的严重程度与病情的轻重联系起来。治疗咳嗽,最重要的是查找咳嗽的原因和治疗原发病,而不是先止咳。所有的咳嗽药水都只是一种辅助药,使用之前,多咨询一下医生或药师,不要想当然地用药。

·止咳药水的储存·

在服用止咳药水时,切忌把药水瓶口直接与嘴接触,以免瓶口沾染细菌而污染药液。服用后应及时将其放置在避光、阴凉、干燥的环境中。开启后的止咳药水一般不宜久放,夏天不超过1个月,冬天不超过3个月。服用前要仔细查看药水颜色是否改变,是否有大量气泡、絮状混悬物、沉淀物等,避免服用过期药水。

(范　莹)

第八章 窒 息

第一节 经典病例

· 病例摘要 ·

患者,李某,男,60岁,因重症肌无力(全身型)住院治疗。住院期间某次过量进食红烧肉后突发面色通红,考虑"气道异物窒息"。立即使用"海姆立克手法"给予急救,患者转危为安。

· 检查 ·

1. 体格检查 体温(37.0℃),呼吸(16次/分),脉搏(102次/分),血压(110/70 mmHg);神志清,面色萎黄,发育正常,查体合作,对答切题;浅表淋巴结无肿大,口唇轻度发绀,咽部充血(+),两扁桃体无肿大,双肺呼吸音粗,少许湿啰音;心率102次/分,律齐,各心脏瓣膜未闻及杂音;腹部检查(-);四肢肌力4级,肌张力减弱,生理征存在,病理征未引出。

2. 实验室检查及其他辅助检查

(1)血常规、血生化、血糖、心肌酶、血气分析:正常。

(2)胸片:两肺纹理增粗。

(3)心电图:窦性心率,ST-T改变。

· 诊断 ·

气道异物窒息,重症肌无力(全身型)。

第二节 病例剖析

·窒息的定义·

第八章第一节经典病例中的患者李某（以下简称"李先生"）因患"重症肌无力（全身型）"住院治疗。进食后突发面色通红，考虑"气道异物窒息"，立即使用"海姆立克手法"给予急救，转危为安。那什么是窒息？

窒息是由于人体的呼吸道因各种原因受阻或异常所导致的，由此引起人体内严重缺氧，进而器官和组织会因为缺氧而广泛损伤、坏死，尤其是大脑。大脑缺氧4分钟，损伤即会不可逆，故有黄金4分钟的急救时限说法。中医关于窒息有"骨鲠"的病名，指各种骨类或其他不同的异物哽于咽、喉或食道等部位。

重症肌无力患者多有吞咽困难病史，鉴于此类患者容易窒息，入院治疗时，医护人员都会反复强调进食须缓慢，如果实在感觉吞咽困难，必须暂停进食，经处理情况好转后方可自行进食。

·窒息的分类·

李先生平时进食都比较注意，从未发生呛咳等，但这次贪食红烧肉，谁知未能下咽，卡在咽部，顿时面色通红。除了李先生的气道异物窒息外，还有以下几类窒息。

1. 机械性窒息　如缢、绞、扼住颈部，被物体堵塞呼吸道，压迫胸腹部，急性喉头水肿等。

2. 中毒性窒息　如一氧化碳中毒，其他气体中毒等。

3. 病理性窒息　如溺水、肺炎等导致呼吸面积的丧失。

在这些窒息原因中，某些可通过消除诱因立即解除，如解除颈部的外力，消除胸腹部压迫，消除气道异物，移出中毒环境，治疗肺部感染等。但有时解除诱因后，由于损害持续的时间较长，不能马上得到有效的缓解，仍需进一步治疗。有些需要至医院治疗或用专门设备解救。有些原因的解除不需要太多技巧，本病例中提到的气道异物，在紧急情况下，有时只需要一定的操作手法就能有效消除。

·气道异物窒息的原因·

李先生由于有重症肌无力病史，影响了吞咽功能，导致了窒息的发生。那日常生活中发生气道异物窒息的原因有哪些？

1. 婴幼儿　婴幼儿喉保护机制及吞咽功能尚未发育健全，进食时又常常嬉笑、啼哭，玩耍时成人不注意看护，容易将食物、小玩具等异物吸入气管内造成呼吸道梗阻。

2. 成人　多因在进食时说话大笑、抛高接食等，或进食过快、吞咽过猛，将食物碎块吸入气管内造成呼吸道梗阻。

3. 老年人或体弱多病者　因吞咽功能减退，更容易将口中食物等吸入气管造成气道梗阻。老年人发生气道异物的概率明显高于儿童。

·气道异物窒息的特殊表现·

李先生进食后突发面色通红，考虑"气道异物窒息"。气道异物窒息有其特殊的表现：颜面青紫、不能发声、"V"形手势（单手或双手呈V形捂住咽部），严重者肢体抽搐、呼吸停止。

·气道异物窒息的急救方法——海姆立克腹部冲击法·

李先生因气道异物窒息经过海姆立克腹部冲击法急救后转危为安。那么什么是海姆立克腹部冲击法？

海姆立克腹部冲击法是美国医生海姆立克在20世纪70年代发明的，1980年开始经约翰·西昂西介绍进入我国，经过推广，拯救了无数患者。海姆立克腹部冲击法的原理：抢救者徒手突然用力冲击腹部、膈肌软组织，压力使局部产生一股向上的气流，挤压两肺下部，使肺内气体形成一股气流，气流的力量进入气管将堵塞气管、喉部的食物团块等异物冲出,迅速畅通气道。

海姆立克腹部冲击法实施的要点是可一手握拳抵于脐上两横指处,另一手握住此拳快速向内向上冲压4～6次(图8-1)。

注意点:① 实施腹部冲击,力的方向和位置一定要正确,不要把手放在胸骨的剑突下或肋缘下,否则可能造成肝脾损伤、剑突骨折,甚至胃破裂;② 饱食后的患者可能出现胃内容物反流,应及时清除口腔异物,防止误吸;③ 如异物被冲出,须迅速将其掏出口外,应注意不要将其推入气道更深处,或被患者反射性闭嘴咬合,伤及救治者手指;④ 施行手法时突然用力才有效。

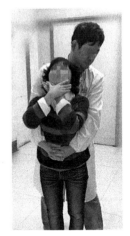

图8-1 海姆立克腹部冲击法示意图

·海姆立克腹部冲击法的具体操作·

1. 单人自救　可直接将一手握拳抵于脐上两横指处,另一手握住此拳快速向内向上冲压,或将上腹抵压在椅背、桌边和栏杆等坚硬处,连续弯腰挤压腹部4～6次,可以连续反复挤压数次。

2. 他人救助　对于尚清醒者,可嘱其弯腰并用手掌击打其后背中间4～6次。或救治者用双手环绕患者腰间,一手握拳抵于其脐上两横指处,另一手握紧此拳向上、向后冲击勒压4～6次。

对于昏迷患者或卧床不起的患者,可跨坐其腿上双手两掌根重叠置于脐上两横指处,向前向下突然施压4～6次。

对于超级肥胖者或者孕妇,可实施胸部冲击法:姿势不变,一手握拳拇指侧在胸骨中线,避开剑突和肋骨下缘。

婴幼儿气道梗阻时,不要惊慌或立即抱送医院,应在高声呼救的同时,支撑其头颈并翻成面朝下头低脚高位,在其背部两肩胛骨之间拍击5～6次。再托住颈部将小儿翻转成仰面头低脚高位,用食、中指按压其胸骨下端5～6次。反复进行拍背及压胸直至异物咯出,或用手指将异物从口内掏出。

如患者昏迷，立即给予心肺复苏。如果海姆立克腹部冲击法无法将气道异物排出，应立即至医院请医生紧急救治。

·气道异物窒息的预防·

1. 对于婴幼儿　需加强看护，避免嬉笑啼哭及活动时进食，避免误食较小的玩具。

2. 对于成人　进食时避免讲话及大笑，避免吞咽过猛。

3. 对于老年人及体弱者　注意进食体位应为座位或半卧位，缓慢进食或喂食，细嚼慢咽；有吞咽困难者应予留置胃管等。

（张　洁）

第九章　中　暑

第一节　经典病例

·病例摘要·

患者,李某,男,45岁。中午在户外工作约1小时后突发头晕、心悸、胸闷、气促、恶心、呕吐10分钟入院。平日身体健康。给予物理降温,于25℃通风空调房,在头部、腋下和腹股沟等处放置冰袋,用酒精擦身;留置胃管、留置导尿;鼻饲安宫牛黄丸1.5 g,一日2次;按压合谷、足三里、曲池、百会等穴位;补液维持水电解质平衡;吸氧等。监测肛温至38.5℃停止降温。经抢救2周后好转。

·检查·

1. 体格检查(入院时)　体温(40.2℃),呼吸(28次/分),脉搏(108次/分),血压(95/45 mmHg);神志欠清,烦躁,气促,两肺呼吸音粗,无明显干、湿啰音;心率(108次/分),律齐,各心脏瓣膜无明显杂音;腹部检查(-);皮肤灼热。

2. 实验室检查及其他辅助检查

(1)肌红蛋白:升高。

(2)肝、肾功能:谷草转氨酶(AST)(89 U/L)、谷丙转氨酶(ALT)(92 U/L),肾功能正常。

(3)凝血功能:正常。

(4)电解质:血钾(3.1 mmol/L)。

（5）CT：头颅CT未见明显异常；肺部CT未见活动性病变。

（6）心电图：窦性心动过速，轻度ST-T段改变。

· 诊断 ·

重症中暑（日射病）。

第二节　病例剖析

· 中暑的定义 ·

中暑是指高温或烈日暴晒引起体温调节功能紊乱所致的一组临床综合征，以高热、皮肤干燥无汗及中枢神经系统症状为特征。中暑通常发生在夏季高温同时伴有高湿的天气。

· 中暑的分类 ·

第九章第一节经典病例中的患者李某（以下简称"李先生"）因在户外工作1小时后突发头晕、心悸、胸闷、气促、恶心、呕吐10分钟入院。根据病史及检查结果诊断为"重症中暑（日射病）"。

临床上中暑可分为先兆中暑、轻症中暑和重症中暑，而它们之间的关系是渐进的。

1. 先兆中暑　体温正常或略有升高。高温环境下，出现头痛、头晕、口渴、多汗、四肢无力发酸、注意力不集中、动作不协调等症状。

2. 轻症中暑　体温38℃以上。除头晕、口渴外可有面色潮红、大量出汗、皮肤灼热等症状，或出现四肢湿冷、面色苍白、血压下降、脉搏增快等表现。

3. 重症中暑　最严重的一种中暑，会危及生命。分为四种：热痉挛、热衰竭、日射病和热射病。

（1）热痉挛：多发生于大量出汗，饮水多而盐分补充不足导致血中氯化钠浓度急速明显降低时。主要症状为皮肤干热发红、神志不清、头痛作呕兼口干、小便量少、呼吸浅速、脉强而快、体温高、肌肉阵发性的痉挛性疼痛。

（2）热衰竭：指高温环境劳动，出现的血液循环功能衰竭。体温正常或稍微偏高。常常发生于老年人及不能适应高温者。主要症状为头晕、头痛、心慌、口渴、恶心、呕吐、皮肤湿冷、血压下降、晕厥或神志模糊。

（3）日射病：指发生于直接在烈日暴晒情况下，强烈的日光穿透头部皮肤及颅骨引起脑细胞受损，进而造成脑组织的充血、水肿；由于受到伤害的主要部位是头部，所以，首先出现的就是剧烈头痛、恶心、呕吐、烦躁不安，继而可出现昏迷及抽搐。李先生符合上述症状，故诊断。

（4）热射病：指高温环境中从事体力劳动的时间较长，身体产热过多，而散热不足，导致体温急剧升高。发病早期有大量冷汗，继而无汗、呼吸浅快、脉搏细速、躁动不安、神志模糊、血压下降，逐渐向昏迷伴四肢抽搐发展；严重者可发生脑水肿、肺水肿、心力衰竭等。

·人体散热的方式·

中午气温高，太阳直射头顶，同时从事体力工作，人体产热过多，不能及时通过汗液蒸发，易发生日射病，就像李先生。

人体散热依靠辐射、传导、对流、蒸发四种形式。

1. 辐射散热　将机体的热量以热射线的形式散发给周围温度较低的物体，即散发于低温空气中，称为辐射散热。这是安静状态下的主要散热方式，受环境温度的影响。当外界温度等于或超过体温时，则辐射散热就失效，体温升高。夏天，人们爱待在阴凉的地方，就是在运用"辐射散热"的原理。

2. 传导散热　将机体深部的热量以传导的方式传至人体表面的皮肤，再由皮肤传给与其直接接触的衣服等物品。由于衣服等物品是热量的不良导体，传热极慢，加上人体皮下脂肪的热导率低，所以通过传导散发的热量是很小的。不过在医院里，医生常常应用冰帽、冰袋等对高热患者进行物理降温，这也是一种传导散热，因为水的传导率大，故传导散热已成为临床经常使用的降温方式之一。

3. 对流散热　是一种特殊的传导散热方式，是借助空气不断的流动而将体热散发到空气中间。对流散热受风速的影响较大，如在夏日的骄阳下，一阵清风送来凉爽。我们也可以借助对流散热的原理，为高热患者宽衣，把他们安置于通风良好的居室或用电扇（避免直吹）进行物理降温。

4. 蒸发散热　在外界温度等于或超过体温，而不能借助辐射、传导、对流散热时可以采用的方法。通常人体内每1 g水蒸发成水蒸气时要吸收约2.5 kJ热量，所以可以借助汗液蒸发而带走大量的体热。蒸发散热是一个很主要的散热途径，平时我们虽然没有感到有明显的出汗现象，但在不知不觉中，24小时内人体可以有汗液量400～600 mL，医学上称之为不显汗。医生也往往利用这一机制给高热患者进行药物降温，如给予退热药等。退热药都有发汗作用，患者发汗后，可以借助汗液的蒸发带走大量体热，达到退热的目的。

· 中暑的预防 ·

李先生因中午在户外工作1小时后出现"重症中暑（日射病）"，经积极抢救后好转。因其劳动强度大，工作时间过长，环境恶劣，或房间闷热不通风，常常是中暑的高发人群。此外，年老体弱者、孕妇、肥胖者及有甲亢、糖尿病、心血管疾病的患者也极易发生中暑。如何预防中暑呢？

1. 建筑工人、警察等室外工作者　建议：不断补充水分；随身携带防暑药品；不要长时间裸露胳膊等身体部位；饮食应注意补充营养；保证充足的休息时间，有条件的情况下应适当午休。中午12：00～下午3：00时段，尽量减少外出作业。

2. 老年人　建议：减少活动，避免在高温环境或烈日下活动和行走；感觉热时一定要借助自然风和电风扇、空调来降温，不要固守陈旧观念不愿使用空调；主动喝水，即使没有出现口渴也应定时喝水；以清淡质软、易于消化的饮食为主，多吃新鲜水果蔬菜，主食以稀饭为宜。

3. 孕产妇　建议：尽量减少外出活动，散步或购物时要避开高温时段，不能乘坐拥挤的火车、汽车；短时间的外出也要戴帽子和撑太阳伞；临睡前淋浴一次，或用温水擦身；居室温度最好能保持在25℃～30℃之间，室内空气干燥时，应勤洒水或放置一盆清水；饮食应清淡、凉爽可口，不要吃高脂肪食物，不能多吃冷饮。

4. 孩童　建议：尽量减少孩童的户外活动以防晒；房间应注意通风休息，衣着不宜过多，以舒适为度，被褥不宜过厚；要给孩童适当补充水分，最好是饮用一些淡的盐开水；食用一些清淡的食物，常吃水果。

·中暑的中医预防小汤方·

1. 西瓜翠衣饮　西瓜鲜外皮（称"西瓜翠衣"）100 g，洗净切碎，加水适量煎煮15分钟，去渣取汁，待凉后加白糖适量，代茶饮。本品具有清暑热、利小便的作用。

2. 酸梅汤　乌梅50 g，山楂30 g，水1 000～1 500 mL。将乌梅浸泡半小时，煎煮15分钟后放入山楂，再煮沸5～10分钟后过滤取汁，加入白糖适量和食盐少许，待冷后代茶饮。本品具有清暑开胃、生津止渴的作用。

3. 双花茶　金银花（又名"双花"）10 g，绿茶3 g，开水浸泡，代茶饮。本品有清热解毒、消暑止渴的作用。

·中暑的急救常识·

根据人体散热的四种形式，一旦发现中暑需要立刻采取以下措施。

（1）立即将患者移到通风、阴凉、干燥的地方，如走廊、树荫下等。

（2）使患者仰卧，解开衣领，脱去或松开外套。若衣服被汗水湿透，应更换干衣服，同时开电扇或开空调（避免直接吹风），以尽快散热。

（3）用湿毛巾冷敷头部、腋下以及腹股沟等处，有条件的话用温水擦拭全身，同时进行皮肤、肌肉按摩，加速血液循环，促进散热。

（4）意识清醒的患者或经过降温清醒的患者可饮服绿豆汤、淡盐水，或服用人丹、十滴水和藿香正气水（或胶囊）等解暑。

（5）一旦出现高烧、昏迷抽搐等症状，应让患者侧卧，头向后仰。保持呼吸道通畅，同时立即拨打"120"，给予紧急救治。

（赵　浩　陈　坚）

第十章 亚硝酸盐／药物中毒

第一节 经典病例

·**病例摘要**·

患者李某,女,48岁,公司职员。30分钟前晚饭后突发胸闷、气促、头晕、头痛,口唇及指甲发紫,随即出现反应迟钝,无恶心、呕吐,无腹痛、腹泻,无畏寒、发热,无肢体抽搐,无大小便失禁。家属见状后立即拨打"120"急送至医院抢救。

患者平素生活规律,身体健康,喜食腌菜、咸菜及烧煮卤味等食物。否认有高血压、糖尿病等慢性病史。本次发病前三餐连续食用腌制仅7天的茄子,最后一次食用半小时发病。其家人仅食用1次且量少。

·**检查**·

1. 体格检查 体温(37.2℃),呼吸(28次/分),脉搏(110次/分),血压(105/65 mmHg);神志欠清,意识淡漠,气促,两肺呼吸音粗,无明显干、湿啰音;心率(110次/分),律齐,各心脏瓣膜无明显杂音;腹平软,肝脾肋下未触及,全腹无压痛;口唇、指甲严重发紫。

2. 实验室检查 高铁血红蛋白(39%)。

·**诊断**·

亚硝酸盐中毒。

第二节　病例剖析

·亚硝酸盐的定义·

第十章第一节经典病例中的患者李某（以下简称"李女士"）平素喜欢吃腌菜、咸菜及烧煮卤味等食物，本次发病前三餐连续食用腌制仅7天的茄子，最后一次食用后半小时发病。其家人仅食用1次且量少，故无症状。所以，李女士这次是因为亚硝酸盐急性中毒而发病的。

亚硝酸盐主要是指亚硝酸钠，是一种白色或者淡黄色的结晶微粒，味道略咸略涩，在水中很容易溶解。亚硝酸盐在味觉及外观上与食盐很相似。食品加工中，为了肉类的保存和运输，在国家规定范围内可以使用亚硝酸盐，能够起防止病原微生物生长、保持肉类色泽的作用。但是亚硝酸盐是氧化剂，人体吸收后使血红蛋白氧化为高铁血红蛋白，高铁血红蛋白无携氧功能，使组织缺氧，从而出现口唇、指甲青紫，胸闷、气促、头晕等症状，严重者会致命。

·含有亚硝酸盐的食物·

李女士这次是因为过量食用含亚硝酸盐的腌制茄子而导致急性亚硝酸盐中毒。亚硝酸盐在生产、生活中有广泛的用途，例如建筑业、工业、肉类加工业都有可能用得到。那么，除了泡菜、腌菜，哪些食物可能含有亚硝酸盐？

（1）在各种加工肉制品中，亚硝酸盐作为发色剂和防腐剂，如火腿肠、腊肠、熏肉等。

（2）添加硝酸盐的食物。

（3）久煮的蔬菜。

（4）不新鲜的蔬菜。

（5）各种剩饭剩菜、各种凉拌菜等。

·剩饭剩菜对健康的影响·

饭菜烹饪后隔夜放置，但做好预防措施，则不用担心会亚硝酸盐中毒。

首先，虽然剩饭剩菜中的亚硝酸盐含量在冷藏保存过程中会有所增加，但在24小时内，产生的亚硝酸盐的量非常少，并没有超过相关国家规定，根本不可能达到中毒甚至致癌的程度。

但如果还是很担心，就要做到尽可能缩短保存时间，或者尽可能降低保存温度。另外，带饭时可以对饭盒进行简单的消毒，也可以降低微生物和亚硝酸盐的量，具体步骤如下：

（1）烫：先把洗净的饭盒里外用沸水烫一遍。

（2）装：再把刚出锅的米饭、菜装入饭盒中。

（3）封：然后立即将饭盒封严。

（4）藏：等温度降到不烫手的程度，立刻放入冰箱。

（5）查：最后，吃饭前应检查饭盒是否密封（密闭的饭盒较难打开，因为盒内的空气受冷收缩，造成负压）。

·亚硝酸盐以外的药物、食物中毒·

药物、食物中毒包括地西泮、艾司唑仑、巴比妥类等镇静类药物中毒；晚期癌症患者及瘾君子易出现吗啡、哌替啶、美沙酮等药物中毒；嗜酒者易出现急性乙醇中毒；肉毒杆菌等食物中毒；各种杀虫剂及农药中毒等。

·药物、食物中毒的处理·

（1）切断毒原，脱离染毒环境，将可疑药物、食物保存，便于医护人员检查中毒原因。

（2）迅速阻止毒物继续滞留中毒者体内，如催吐、导泻等。

（3）若中毒者已昏迷，予以平卧并把头部侧向一边，防止误吸呕吐物引起呼吸道阻塞。

（4）立即拨打"120"送医急救。

·药物、食物中毒的预防·

（1）家中若有小孩,需将药品放于其不能接触位置,或锁于柜中,防止小孩误服而中毒。

（2）定期清理家中药品,妥善处理过期及将要过期药品。

（3）将药品分类,使用标签注明应用方法,可自备药盒,将药品分类放置,不乱用药物。

（4）夏季应尤为注意饮食卫生。尽量进食新鲜食物,少吃腌制、烧腊食物。

（5）饮酒要适量,不要过度。

（6）不吃陌生人给的食物。

（汪颖劼）

第十一章 双硫仑样反应

第一节 经典病例

·病例摘要·

患者,张某,男,35岁,职员。患者于1小时前与朋友聚会时饮用1两白酒后出现心悸伴头晕、头痛、乏力,无意识障碍、肢体偏瘫,无抽搐、二便失禁。否认慢性病史及药物、食物过敏史。患者近期患急性支气管炎,按时服用头孢拉定。

·检查·

1. 体格检查 体温(36.8℃),脉搏(130次/分),呼吸(22次/分),血压(80/50 mmHg);神智清楚,面部潮红,全身皮肤黏膜无黄染,未见皮疹;双侧瞳孔等大等圆直径约3.0 mm,对光反射灵敏,口唇轻度发绀;双肺呼吸音清,心率(130次/分),律齐,各瓣膜听诊区未闻及杂音;腹部检查(−);神经系统检查(−)。

2. 实验室检查及其他辅助检查

(1)血常规、生化:正常。

(2)心电图:窦性心动过速。

(3)头颅CT:未见异常。

·诊断·

双硫仑样反应。

第二节 病例剖析

·双硫仑样反应的定义·

双硫仑是一种戒酒药物,服用该药后即使饮用少量的酒,身体也会产生严重不适,从而达到戒酒的目的。双硫仑的作用机制在于双硫仑在与乙醇联用时可抑制肝脏中的乙醛脱氢酶,使乙醇在体内氧化为乙醛后,不能再继续分解氧化,导致体内乙醛蓄积而产生一系列反应,这就是双硫仑样反应,与酒精中毒有一定的区别(图11-1)。双硫仑样反应的临床表现如下:胸闷、气短、喉头水肿、口唇发绀、心率增快、血压下降、四肢乏力、面部潮红、多汗、头痛、恶心、呕吐、眼花、嗜睡、幻觉、恍惚,甚至发生休克、意识丧失。

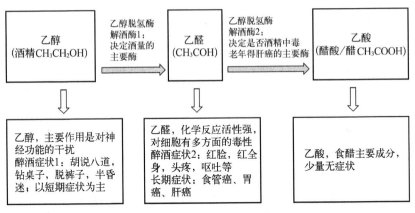

图11-1 酒精中毒机理和表现

·引起双硫仑样反应的药物·

第十一章经典病例中的患者张某在服用头孢拉定治疗急性支气管炎期间饮酒,出现了双硫仑样反应,那么引起双硫仑样反应的药物除了头孢拉定还有哪些呢?

1. 头孢菌素类药物 如头孢哌酮、头孢哌酮舒巴坦、头孢曲松、头孢唑林、头孢拉定、头孢美唑、头孢米诺、拉氧头孢、头孢甲肟、头孢孟多、头孢氨苄、头孢克洛等。

2. 尼立达唑类药物　如甲硝唑、替硝唑、奥硝唑等。

3. 其他抗菌药　如呋喃唑酮、氯霉素、酮康唑、灰黄霉素、磺胺类等。

4. 降血糖药物　如格列本脲、格列齐特、格列吡嗪及胰岛素等。

5. 含酒精的药物制剂　如十滴水、藿香正气口服液、药酒制剂、酊剂及醑剂等；含酒精的外用消毒皮肤制剂和外用擦浴降温酒精等。

6. 其他药物　如华法林钠、三氟拉嗪、妥拉唑啉、水合氯醛、氢氰胺及醋酸环丙孕酮等。

·双硫仑样反应的预防·

对服用可引起双硫仑样反应药物的患者应确保在用药前7天无饮酒史，且在停药后禁酒时间亦不能少于7天。一旦发生双硫仑样反应，应立即停药并及时就医。

（周学春）

第十二章 骨折石膏固定术后

第一节 经典病例

·病例摘要·

患者，张某，男，23岁，工人。患者4月前因不慎跌伤后致左上肢肿胀、疼痛、功能受限就诊。当时X线检查提示左侧肱骨髁上骨折。建议复位石膏固定或手术治疗，患者拒绝。随后去个体诊所外用"接骨膏药"结合小夹板（纸质夹板）布带包扎固定。后患肢远端不断肿胀麻木，10余天仍未减轻。遂至当地卫生院就诊，发现左前臂近肘关节约3 cm处一环绕包扎布带过紧，使夹板变形，解除包扎固定后，发现软组织形成环形压痕，前臂皮肤广泛弹性减低甚至消失变硬，五指不能伸直。伤后1个多月患者来我院再诊，见左前臂大部分皮肤溃烂，屈侧已有10 cm×8 cm大小深筋膜外露，形成皮下组织缺损，出现屈肘、屈腕、屈指挛缩畸形。嘱其住院，但因经济困难被拒绝，在当地医院予换药等治疗。再1个月后，患者第3次来我院就诊，其部分溃破皮肤已愈合，X线检查提示骨折线模糊，前臂屈侧软组织缺损处已有部分尺、桡神经及桡骨干外露，脓液奇臭，故收住入院。

入院后予多次换药，综合治疗后在臂丛麻醉下行左前臂软组织缺损移植，修复尺、桡神经及桡骨外露术。术后移植皮瓣成活，仅有2 cm×1 cm大小伤口渗出。出院后坚持正规治疗，后复查时残余伤口已愈合，但前臂屈曲挛缩更加严重，严重影响肢体功能。

·**检查**·

1. 第一次就诊　X线检查：左侧肱骨髁上骨折，重叠短缩移位，属伸直型骨折。

2. 第三次就诊　X线检查：骨折线模糊。

·**诊断**·

1. 第一次就诊　左肱骨髁上骨折。

2. 第二次就诊　左肱骨髁上骨折，软组织坏死，肌腱粘连。

3. 第三次就诊　左肱骨髁上骨折后，外伤性关节炎，软组织坏死伴感染，尺桡神经损伤。

第二节　病例剖析

·**骨折石膏固定术的优缺点**·

第十二章第一节经典病例中的患者张某（以下简称"张先生"），因不慎跌伤后致左侧上肢肿胀、疼痛、功能受限。因经济原因去个体诊所外用"接骨膏药"结合小夹板（纸质夹板）布带包扎固定，而后已经出现并发症仍不愿住院正规治疗，导致病情加重，现经过正规治疗，尽管伤口好转，但是留下肢体功能障碍（前臂屈曲挛缩）的后遗症。

骨折及骨折手术治疗后多需要石膏绷带固定（图12-1），该方法优点是可依据患肢形状塑形并且固定效果坚实可靠，但是也有石膏凝固后形状不可改变，压迫患肢致远端缺血、关节僵硬等缺点。因此，应密切关注患者的后期表现，发挥其优势、杜绝其弊端，以促进骨折的尽快恢复。

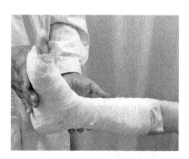

图12-1　石膏绷带固定术

·**骨折石膏固定术后的注意事项**·

（1）石膏定型后，可用电吹风或其他办法烘干。

（2）在石膏未干以前搬动患者，注意勿使石膏折断或变形，用手托起石膏,忌用手指捏压。

（3）抬高患肢,以减轻肢体肿胀程度,注意有无受压症状,随时观察指(趾)端血运,如皮肤颜色、温度、肿胀及运动变化和感觉异常情况。如果有变化,立即拆掉石膏,及时就医。

（4）有暴露伤口的患者,如发现石膏被血或渗出液浸透,应及时就诊。

（5）必须保持石膏的干燥与干净。包好的石膏如果被水浸湿,不但容易减短其使用寿命,而且容易造成皮肤破裂,引起感染。因此洗澡时可用塑料袋保护石膏,避免浸水,同时注意包裹石膏的患肢也不要踩在潮湿的地面上。

（6）寒冷季节注意避免肢体外露;炎热季节,要注意通风,防止中暑。

（7）卧病在床的患者注意保持石膏清洁,勿被尿、便等浸湿污染。翻身或改变体位时,应保护石膏,避免折裂变形。

（8）如因肢体肿胀消退或肌肉萎缩致使石膏松动,应立即到医院更换石膏。

（9）患者未下床前,须帮助其翻身,并指导患者做石膏内的肌肉收缩活动;情况允许时,鼓励下床活动。

（10）石膏包久了,可能会觉得石膏内的皮肤很痒,千万不可将异物伸到石膏内抓痒或将内衬棉花取走,更不可在石膏内藏东西,因为这种做法不但不能消除痒感,反而可能将抓痒工具置于石膏内无法取出,既缩短石膏寿命,又会造成皮肤伤害。

（11）切勿贪图一时的舒适而自行拆卸石膏,有问题时可以与医生联系。

（12）石膏固定期间,应遵医嘱定期门诊复诊,复查X线片及适当进行功能锻炼。

（季　刚）

第十三章 眩 晕

第一节 经典病例

·病例摘要·

患者,金某,女,43岁。2天前无明显诱因下出现头晕、恶心、呕吐,伴乏力、纳差。呕吐物为胃内容物,非喷射样,无发热、无鼻塞流涕,无胸闷、心悸,无黑矇,大小便正常。自服药物未缓解。否认高血压、糖尿病病史。否认药物、食物过敏史。其母患脑出血死亡。月经生育史:月经经常延后,最短延10天,最长延2月余,目前已停经40余天。25岁时流产1次,后再无怀孕,曾输卵管疏通术数次无果。患者较为恐慌,强烈要求检查头颅CT及颈椎X线片。最终在医护人员的劝说下,接受了尿液检查,确诊为"妊娠"。

·检查·

1. 体格检查 体温(37℃),血压(110/70 mmHg);神清,气平,两肺呼吸音正常,心率(70次/分),律齐;眼震(-),四肢肌力Ⅴ级。

2. 实验室检查及其他辅助检查

(1)血红蛋白(95 g/L),血糖(5.7 mmol/L)。

(2)尿酮体(-),尿妊娠试验(+)。

(3)心电图:窦性心律。

·诊断·

妊娠,眩晕。

第二节　病例剖析

·头晕和眩晕的区别·

头晕是一种常见的脑部功能性障碍,也是临床常见的症状之一,出现头昏、头胀、头重脚轻、脑内摇晃、眼花等感觉。临床通常称之为"假性眩晕"。

眩晕是由于人体的平衡系统发生障碍,导致人体对空间定向的一种运动性幻觉。临床通常称之为"真性眩晕"。

"真性眩晕"就是必须要有运动感,典型的运动感就是旋转感、晃动感、摇摆感、上升或下沉感、地动感、倾斜感、坐小船感等。除了这种运动性幻觉,还常伴有眼球震颤,躯体不稳或倾倒,迷走神经激惹征(如恶心,呕吐,出汗,面色苍白,血压改变等)。而"假性眩晕"没有运动感,通常也不伴有上述三种表现。

人体维持正常平衡和空间定位的有三个系统:① 视觉系统(眼和眼肌);② 本体感觉系统(脊柱、肌腱、关节和肌肉);③ 平衡运动系统(耳、迷路、第八对脑神经、脑干、小脑和大脑皮层)。上述任何组织和器官受到干扰,都会发生眩晕。

·眩晕的病因·

第十三章第一节经典病例中的患者金某(以下简称"金女士")因母亲死于脑出血,比较恐慌,要求检查头颅CT及颈椎片,本无可厚非。但是育龄期女性头晕、贫血,还需要考虑"妊娠"。最终患者在医护人员的劝说下,接受了尿液检查,确诊为"妊娠"。

那么其他情况下根据患者症状及病史,应考虑哪些疾病呢?

1. 耳源性疾病

(1)良性发作性位置性眩晕(BPPV):指某一特定头位时诱发的短暂阵发性头晕,是由椭圆囊耳石膜上的碳酸钙颗粒脱落进入半规管所致。又名壶腹嵴顶结石病。即常说的"耳石症"。

（2）梅尼埃病（MD）：为特发性内耳疾病，病理改变为膜迷路积水。

（3）前庭神经炎（VN）：又称前庭神经元炎，是病毒感染前庭神经或前庭神经元的结果。临床表现为剧烈的外周旋转感，常持续24小时以上，有时可达数天，伴剧烈的呕吐、心悸、出汗等自主神经反应。大多患者在数周后自愈。

（4）迷路炎：也称内耳炎，为细菌、病毒经耳源性、非耳源性途径侵犯骨迷路或膜迷路所致，常继发于化脓性中耳炎、镫骨底板手术、内耳开窗术、流行性腮腺炎、带状疱疹等。患者多有听力障碍及长期外耳道流脓病史，轻者仅为转动头位时或用棉签擦耳、滴药入耳时出现短暂头晕，严重者有自发性头晕、恶心、呕吐、听力明显下降、耳深部疼痛、头痛等。耳部检查外耳道、中耳有大量恶臭分泌物，常有鼓膜穿孔；瘘管试验可为阳性；听力检查存在耳聋。

（5）突发性耳聋伴发眩晕：耳蜗与前庭在解剖上毗邻，28%～57%的突聋患者伴有前庭症状，多见于内耳及前庭神经颅外段病变。

2. 脑源性疾病　脑源性眩晕多见于脑部及前庭神经颅内段病变。

（1）脑卒中-后循环梗死可出现眩晕。

（2）颅内肿瘤累及脑干、小脑时可出现眩晕。

（3）多发性硬化（MS）病灶累及脑干、小脑时可出现眩晕。

（4）癫痫可出现眩晕。

3. 心源性疾病　冠心病早期易出现头晕伴四肢无力、精神不易集中、耳鸣或健忘等。此时发生眩晕的原因主要是心脏冠状动脉发生粥样硬化，管腔变细变窄，使心脏缺血缺氧，而心脏供血不足，会造成脑供血不足，引起眩晕。还常见于心律失常，如病态窦房结综合征、颈动脉窦综合征等，严重者表现为晕厥。

4. 颈源性疾病　由于长期姿势或睡姿不良，造成颈椎增生、变形、退化，颈部肌肉扯紧，动脉供血受阻使脑供血不足，常表现为颈部发紧、灵活度受限，偶有疼痛、发麻、发凉，有沉重感。

5. 眼源性疾病　常见于屈光不正、眼底动脉硬化、出血及眼肌麻痹等。

6. 内分泌性疾病　低血糖时多有眩晕,可伴有冷汗,全身无力,严重者昏迷。

7. 精神性疾病　以女性多见,有明显诱因,伴有显著的自主神经症状,如恶心、上腹部不适、面色苍白、心悸等,但体格检查一般无阳性体征。可见精神因素在眩晕病因中占有非常重要的地位,在除外各系统器质性疾病的基础上,应考虑精神性眩晕的可能。

其次,眩晕也不能忽略下列情况:如妊娠、过度疲劳、长期精神紧张、睡眠欠佳、贫血、消化道出血、急性发热等各种原因引起脑缺氧所致头晕。

·眩晕的处理·

(1) 眩晕发生时,最好平卧,特别是体位性低血压发作时(从蹲姿突然变成站姿时出现的晕厥)。

(2) 眩晕伴有视物旋转或出现黑矇时,应立即就近休息,防止脑外伤等意外发生。注意近期有反复眩晕发生者,不宜外出旅行。

(3) 老年人或中风后吞咽困难者,如果发生呕吐,呕吐时一定要保持头部侧向一边,以免呕吐物堵塞呼吸道引发窒息。癫痫发作者,应该在其发作时,嘴中塞入用纱布包裹的勺子或压舌板,防止咬断舌头。

·眩晕时需要做的检查·

医生会根据个人情况做不一样的检查。

(1) 检查血压、脉搏、心率,甚至有时会要求做肛指检查,了解有无消化道出血。

(2) 检查听力,鼓膜及前庭功能(Dix-Hallpike试验、滚转试验等),尤其是神经系统的检查(自发性眼震、体位性眼球震颤试验)。

(3) 血常规、血糖、电解质、血脂、血液黏稠度、妊娠试验、心电图、头颅CT、颈椎CT,必要时查颈部CTA或冠脉CTA,甚至脑电图、腰椎穿刺术等。

(朱娇玉)

第十四章 溺 水

第一节 经典病例

·**病例摘要**·

患者,蔡某,男,67岁,退休工人。患者30分钟前在公园湖边锻炼时不慎落入水中。他人拨打急救电话,救起后送来医院急救。因为无家属陪护,故既往病史不祥。立即开放绿色通道、迅速清除口鼻异物、气管插管、开放静脉通道、实施心电监护、脱去潮湿衣物、保温。抢救无效后死亡。

·**检查**·

1. 体格检查 体温(35.1℃),脉搏(40次/分),血压(0),呼吸(0);神志不清,呼之无反应,口唇发绀,皮肤湿冷,双侧瞳孔4 mm,对光反消失;颈软,无明显颈静脉怒张;双肺呼吸音消失,心率(40次/分),心音低钝;四肢肌力、肌张力低,生理、病理征未引出。

2. 实验室检查及其他辅助检查

(1)血常规:白细胞计数(13.57×10^9/L),中性粒细胞比例(71.6%)。

(2)血气分析:pH(7.01),血二氧化碳分压(80 mmHg),血氧分压(20 mmHg)。

(3)急查心电图:窦性心动过缓,律不齐。

·**诊断**·

溺水,呼吸衰竭。

第二节　病例剖析

·溺水的概念及分类·

第十四章第一节经典病例中的患者蔡某(以下简称"蔡先生")在公园锻炼时不慎落入水中,属于淡水湿性溺水。

1. 溺水的概念　溺水是指人体全身淹没在水中或其他液体中,由于液体或其他杂物(如水、泥沙、杂草等)堵塞呼吸道或喉头、气管,发生反射性痉挛而引起窒息、缺氧,造成血流动力学及血液生化改变的状态。

当人淹没到水中后,为了避免水进入呼吸道,本能地出现反射性屏气和挣扎,后由于缺氧,不能坚持屏气而被迫深呼吸,从而大量水进入呼吸道和肺泡,阻止气体交换,引起严重缺氧和二氧化碳潴留,导致低氧血症、高碳酸血症和酸中毒。

2. 溺水的分类

(1) 根据发生机制不同,溺水可分为干性溺水和湿性溺水。

(2) 根据发生水域不同,溺水可分为淡水溺水和海水溺水。

·溺水的临床表现·

蔡先生获救后送来医院,神志不清,呼之无反应,口唇发绀,皮肤湿冷;双侧瞳孔4 mm,对光反消失;测量体温(35.1℃),脉搏(40次/分),心音低钝;血压(0),呼吸(0),末梢血氧饱和度测不出;双肺呼吸音消失,生理病理反射未引出。这是溺水后的症状。

溺水者被救出水后往往已处于意识不清状态,皮肤黏膜苍白或发绀、四肢湿冷、呼吸心跳微弱或停止,口、鼻充满泡沫或泥沙、杂草等,腹部常隆起伴胃扩张。心肺复苏过程中可出现各种心律失常,甚至心室颤动,并伴有心力衰竭和肺水肿;24～48小时后可出现脑水肿、急性呼吸窘迫综合征、溶血性贫血、急性肾衰竭或弥漫性血管内凝血等各种临床表现;肺部感染较常见。溺水者中约有15%死于继发的并发症。因此,应特别警惕迟发性肺水肿的发生。

·溺水的自救及互救·

溺水后的急救必须分秒必争,能否就地及时正确处理对提高抢救成功率、降低死亡率和减少后遗症起到关键作用。采取规范标准的心肺复苏是急救成功的重要条件。救护原则为迅速将溺水者救出,立即恢复有效通气,实施心肺复苏,根据病情对症处理。那么,不慎发生溺水时如何自救及互救?

1. 不会游泳者的自救

(1)落水后不要慌乱,一定要保持头脑清醒。

(2)冷静地采取头顶向后,口向上方,将口鼻露出水面,此时就能进行呼吸。

(3)呼气要浅,吸气宜深,尽可能使身体浮出水面,以等待他人营救。

(4)切记千万不能将手上举拼命挣扎,因为这样反而容易使人下沉。

2. 会游泳者的自救

(1)会游泳者一般是因小腿腓肠肌痉挛而致溺水,应心平气静,及时呼人援救。

(2)将身体抱成一团,浮上水面。

(3)深吸一口气,把脸浸入水中,将痉挛(抽筋)下肢的大拇指用力向前上方拉,使拇指跷起来,持续用力,直到剧痛消失,痉挛自然也就停止。

(4)一次发作之后,同一部位可能再次抽筋,所以对疼痛处要充分按摩,同时慢慢向岸上游去,上岸后最好再按摩和热敷患处。

(5)如果手腕肌肉抽筋,自己可将手指上下屈伸,并采取仰面位,以两足游泳。

3. 互救

(1)救护者应镇静,尽可能脱去衣裤,尤其要脱去鞋靴,迅速游到溺水者附近。

(2)对筋疲力尽的溺水者,救护者可从头部接近。

(3)对神志清醒的溺水者,救护者应从背后接近,用一只手从背后抱住溺水者的头颈,另一只手抓住溺水者的手臂游向岸边。

(4)如救护者游泳技术不熟练,则最好携带救生圈、木板或用小船进行救护,或投下绳索、竹竿等,使溺水者握住再拖带上岸。

(5)救援时要注意防止被溺水者紧抱缠身而双双发生危险。如被抱住,不要相互拖拉,应放手自沉,使溺水者手松开,再进行营救。

·溺水的急救方法·

1. 保持呼吸道通畅

(1)将患者从水中救出后,立即撬开口腔,除去口、鼻内的泥沙、杂物和呕吐物等(包括假牙),用手指将舌拉出口外,以防回缩堵塞呼吸道。

(2)若呼吸已停,先在保持气道通畅条件下,立刻进行口对口人工呼吸,若心跳停止,则立即按心肺复苏要求抢救。疑有颈椎外伤者,应立即固定颈部。

(3)若尚有心跳、呼吸,但又明显呼吸道阻塞时,可先倒水处理。动作要敏捷,切勿因此而延误其他抢救措施。

2. 溺水后倒水处理方法(图14-1)

(1)膝顶法:救护者一腿跪地,另一腿屈膝,将溺水者腹部置于救护者屈膝的大腿上,将头部下垂,然后按压其背部,使呼吸道及消化道内的水倒排出来。

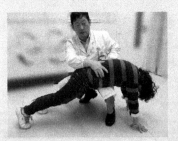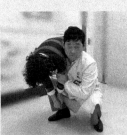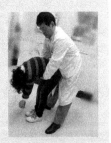

(1)膝顶法　　　　(2)肩顶法　　　　(3)抱腹法

图14-1　倒水处理方法

（2）肩顶法：急救者抱住溺水者两腿，将其腹部放在急救者的肩部，使溺水者头胸下垂，急救者快步奔跑，使积水倒出。

（3）抱腹法：急救者从溺水者背后双手抱住其腰腹部，使溺水者背部在上，头胸部下垂，摇晃溺水者，以利倒水。

注意应尽量避免因倒水时间过长而延误心肺复苏等急救措施的进行，倒水时注意使溺水者头胸部保持下垂位置，以利积水流出。如排出水不多，应立即采取人工呼吸、胸外心脏按压等急救措施。

·溺水后的保暖复温·

对于溺水者，水温越低，人体的代谢需要越小，存活机会越大。某些溺水者在冷水中心脏停搏30分钟后仍可复苏，但是低温也是溺水者死亡的常见原因，在冷水中超过1小时复苏很难成功，特别是海水溺水者。对呼吸、心跳恢复者，应注意身体保温，脱下湿衣裤，加盖衣被、毛毯等，四肢可做向心性按摩，促进血液循环。保证良好的通气氧合、维持循环和内环境的稳定、防止肺部感染是溺水者抢救成功的关键。因此，及早采取复温措施，合理应用热疗，适时恢复体温，对提高溺水患者的抢救成功率至关重要。

·溺水后医生的处理·

蔡先生因溺水时间较长，来院时已经生命体征微弱，故回天乏术。然而一般有生命体征患者，需要进一步处理。

（1）根据患者的临床表现和动脉血气分析结果，决定呼吸道通气方式。如果无自主呼吸或血氧分压＜50 mmHg，应使用呼吸机进行呼吸末正压通气，使血氧分压在短时间内升至正常或接近正常水平。

（2）出现严重代谢性酸中毒（pH＜7.2），先静脉注射5%碳酸氢钠120～150 mL，待通气改善后，根据血气分析结果再决定用量。

（3）酌情补液及注意电解质及酸碱平衡，有条件进行血流动力学监护。

（4）放置胃管排除胃内容物，吞入大量水分时应予胃肠减压引流,以防止呕吐及误吸呕吐物引起窒息。

（5）加强护理,严密观察。定时测血压、脉搏、呼吸、瞳孔、意识并记录;留置导尿并记出、入量;应用抗生素以防治吸入性肺炎及其他感染。

（6）重视心肺脑复苏;保护心、肺、脑、肝、肾功能,并给予相应处理。

（刘　慧　陈春叶）

第十五章　心脏病

第一节　经典病例

·病例摘要·

患者,王某,男,65岁,退休工人。患者因两月来反复牙痛来院就诊,拟诊断为"牙周炎",对症治疗后好转。患者5天前再次牙痛发作,来院检查示:左下第五齿牙周炎,予甲硝唑、散利痛消炎止痛,无效。今日患者牙痛加重,并伴有轻度胸闷,出汗,无明显胸痛不适,遂来院急诊。急查心电图示前间壁心梗,给予吸氧、心电监护等一般治疗,予扩冠、营养心肌、抑制血小板聚集、抗凝等药物治疗。患者病情得到有效控制,择期冠状动脉造影,给予支架植入。患者既往身体健康。否认高血压、糖尿病等慢性病史。否认药物、食物过敏史。

·检查·

1. **体格检查**　体温(36.8℃),脉搏(90次/分),呼吸(16次/分),血压(130/70 mmHg);神清,双肺呼吸音清,心率(90次/分),律齐,无杂音;腹部检查(-);双下肢水肿(-)。左下第五齿周红肿。

2. **实验室检查及其他辅助检查**

(1)血常规,肝、肾功能,电解质:正常。

(2)心肌酶:肌钙蛋白高。

(3)急查心电图:前间壁心梗。

(4)冠状动脉造影:前降支梗塞。

· **诊断** ·

冠状动脉粥样硬化性心脏病,前间壁心梗,心功能 II 级,牙周炎。

第二节　病例剖析

· 心电图检查的重要性 ·

第十五章第一节经典病例中的患者王某(以下简称为"王先生")因反复牙痛,多次就诊无效,后再次加重,并伴有轻度胸闷、出汗、无明显胸痛不适。经实验室检查诊断为冠状动脉粥样硬化性心脏病,前间壁心梗。

那么为什么王先生牙痛需要查心电图呢?

大多数心肌梗死的患者临床特点为典型的心前区突发性剧痛或紧迫压榨感、濒死感,而王先生则以牙痛为主,属于放射痛。如果没有心电图检查,则很难确诊,并得到及时治疗。因此,心电图检查的重要性不言而喻。

心电图是心脏在每个心动周期中,由起搏点、心房、心室相继兴奋,伴随生物电变化,通过心电描记器从体表引出多种形式的电位变化的图形。心电图结果是心脏兴奋的发生、传导及恢复过程的客观指标,主要反映心脏激动的电学活动,因此对各种心律失常和传导阻滞的诊断分析具有肯定价值。特征性的心电图改变和演变也是诊断心肌梗死的可靠实用方法。心肌受损、供血不足,药物和电解质紊乱都可引起一定的心电图变化。

通过王先生这个病例说明,不是胸闷、胸痛才需要做心电图检查的,上至口腔、下至腹部之间所有区域的疼痛均需做心电图检查,以了解相关疾病。呕吐、腹泻、心悸、乏力、晕厥、黑矇、出冷汗等亦需了解心电图情况。也不是所有的心脏疾病只需要查心电图就可以,心脏疾病很多,可查项目也非常多,要根据症状做相应的检查。

·心脏疾病常用的检查·

1. **血生化检查**　包括心肌酶检查,此项检查是心肌受影响的灵敏指标,也是急性心肌梗死、病毒性心肌炎等早期诊断敏感指标。血液心钠素(BNP)可反应心脏功能受损情况。

2. **X线检查**　心脏和大血管的X线检查与透视相结合,有助于判断整个心脏及其各腔室的大小,了解心脏、主动脉和肺门血管搏动情况,以及肺动、静脉充血的情况(图15-1)。

3. **心血管造影**　特别是选择性心血管造影,可进一步了解心脏及大血管的病理解剖和功能变化。选择性冠状动脉造影有助于了解冠状动脉的病变部位及程度。

4. **电子计算机X线断层显像**　近年来电子计算机X线断层显像(X线—CT)诊断已应用于心血管病临床,特别是X线—CT心血管造

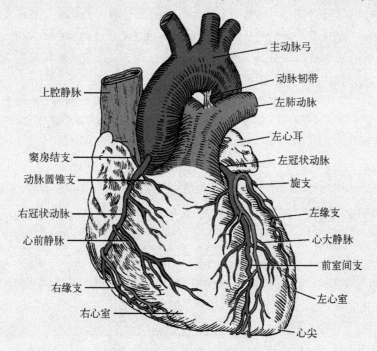

图15-1　心脏的外形及血管(胸肋面)

影,使主动脉夹层分离和心肌梗死部位显像诊断水平得到提高。

电子束成像系统(EBIS)也称超速CT,能进行快速采集图像,有效地消除运动伪影,同时断面成像避免了重叠,能精确分辨冠脉钙化,有助于冠状动脉粥样硬化的诊断。

电子计算机化磁共振断层显像(MRI—CT)是继X线—CT技术后应用磁共振显像(MRI)发展的一种显像技术,对心血管系统病变的诊断水平,如动脉粥样硬化斑块的显示,有了进一步提高。

电子计算机数字减影法心血管造影术是一项新的采用数字图像处理的造影技术,经周围静脉注射造影剂即可显影周围动脉,也可用于左心室、主动脉和冠状动脉造影。

5. 心脏电学检查

(1)普通心电图检查:反映心脏激动时心肌除极、复极和激动传导等电活动的图形,能显示左、右心室的优势和心房肥大、因而有助于多种心血管疾病的诊断。对诊断心律失常、冠状动脉供血不足、心肌梗死很有价值。此外,它还能反映某些内分泌变化、电解质失衡和药物对心肌的影响(图15-2)。

(2)心电向量图检查:一种将空间的心电活动方向和量记录在垂直交叉于空间一点的X、Y、Z三个轴所形成的三个平面上,即把立

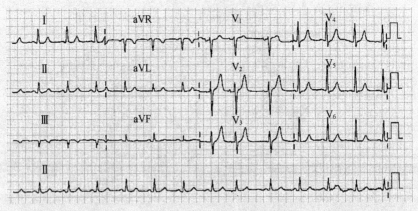

图15-2　普通心电图

体的心电向量环在水平面、侧面和额面上的投影描记下来,可作为心电图形的解释和补充。

(3)动态心电图检查:又称Holter心电图检查,可记录一定时间内(24～72小时)的全部心电图波形,报告心搏总数、异常心律的类型和次数、最快与最慢心率及ST段的改变。并可按照需要查找某一时刻的心电图,将异常心电图与患者当时的活动情况或症状对照分析。因此对于下列情况具有重要价值:① 心悸、晕厥的鉴别诊断;② 病态窦房结综合征,尤其是慢–快综合征的诊断;③ 冠心病的诊断;④ 监测急性心肌梗死后的心律变化,发现和防治猝死高危对象;⑤ 评价抗心律失常和抗心绞痛药物的临床疗效,为临床药理学研究的重要手段。

(4)食管导联心电图:将食管导联电极从口腔送入食管,达到心脏水平时所记录到的心电图,相当于在心房和心室表面记录。对P波的显示尤其清楚,因此有助于鉴别复杂的心律失常。

(5)心前区心电图标测:又称等电位体表标测,是用数十个电极置于胸前记录,分析总的QRS、ST和T波变化,有助于判断心肌梗死的位置及范围、预激综合征的定位及室性心律失常起源的定位。

(6)心腔内心电图:将带电极的心导管通过静脉或动脉插入心腔内所记录到的心电图。目前主要用于安置人工心脏起搏器时帮助判断导管电极的位置。

6. 超声心动图检查　也常称作心脏彩超。此项检查能动态显示心腔内的结构、心脏的搏动和血流情况。心脏探头像是摄像机,能帮助医生很清晰地看到您心脏各部分的情况,对心脏情况能很好地显现。心脏彩超能测定左、右心室的收缩功能、舒张功能、整体功能和室壁节段性运动功能等,具有独特优越性,在临床上发挥重要作用,逐步替代创伤性心功能测定,是主要无创性方法之一。心功能及血流动力学监测,对准确评价左、右心室功能,对心血管病的诊断和处理,对心脏病患者心力衰竭的早期诊断、决定治疗方案、评价药物治疗效果、指示预后有重要的意义(图15–3)。

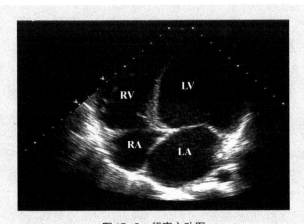

图15-3　超声心动图

RV：右心室；RA：右心房；LV：左心室；LA：左心房

7. 放射性核素检查　对冠心病、心肌梗死面积的判断，对冠脉搭桥术及溶栓治疗后的监测均具有选择的意义。

8. 心脏导管检查　将不能透过X线的心脏导管在X线透视下送入心脏各腔和大血管，进行有关血流动力学的检查，包括经切开或穿刺上肢肘部静脉或下肢大隐静脉送达右心室、右心房、肺动脉直至嵌入肺小动脉的右心导管检查，或经房间隔穿刺入左心房和经切开或穿刺上肢肱、桡动脉或下肢股动脉逆血流送入左侧心腔或冠状动脉的左心导管检查。用漂浮气囊导管（Swan-Ganz导管），可以不在X线透视下，借其顶端附有的可充气小气囊（当导管送达右心房时充气），随血流依次进入右心室、肺动脉直至肺小动脉，是床旁血流动力学监测的重要手段。

（1）心脏导管检查可直接提供下列血流动力学资料。

a. 压力资料。

b. 血氧资料。

c. 计算心排出量、分流量、血管阻力、瓣口面积和心室做功等。

d. 指示剂稀释曲线测定通过心导管，将一定量的指示剂（如染料、放射性核素、氢、温热或冷液体等）注入血流后，在特定部位观察其在血液中的稀释过程,记录稀释曲线,有助于发现左至右或右至左的分流,及计算心排血量。其中以用铂电极系统测定氢的稀释曲线诊断左至右分流,及用温度稀释曲线测定心排血量最为常用。

(2)选择性心血管造影是心导管检查和心血管造影相结合的检查。

a. 选择性心脏和大血管造影应用高压注射器将一定量的造影剂(0.5~0.7 mL/kg)在数秒钟内经心导管注入选定的心腔或大血管中,使心脏或大血管腔显影。可检测心脏和大血管的解剖和功能变化,包括心脏舒缩动作失调、心血管腔间有无分流、大血管和瓣膜有无狭窄和(或)关闭不全、估测瓣膜的返流量、计算心室的射血分数等。

b. 选择性冠状动脉造影用一些特殊造型的导管经上肢桡或肱动脉、下肢股动脉置入达到冠状动脉开口处,手推注射造影剂,使冠状动脉及其分支显影,是目前诊断冠状动脉畸形等病变的定部位、定程度的主要方法,同时也是指导冠心病介入治疗和冠脉旁路移植的主要手段。

(3)冠状动脉腔内超声显像是心导管检查和超声检查相结合的技术。可以精确地反映血管壁和管腔的变化(轴向分辨率=100 μm),了解病变的性状,指导介入治疗。因此,心导管检查本身以及和其他一些检查相结合,对诊断先心病、心瓣膜病、冠心病、心包病变、心肌病等很有价值。此外,通过带活组织检查钳的心导管还可进行心内膜心肌活检,进一步诊断心内膜和心肌病变。

(陶玲卉)

第十六章　烫　伤

第一节　经典病例

· 病例摘要 ·

患者,王某,男,26岁,工人。患者30分钟前在家时不慎热水瓶打翻,左足被开水烫伤。由家属送来医院急诊,给予左足置于流动冷水之下持续冲洗15分钟,局部敷烫伤软膏,妥善包扎。

· 检查 ·

1. 体格检查　体温(37.1℃),脉搏(80次/分),呼吸(22次/分),血压(120/80 mmHg);神志清,对答切题,双侧瞳孔3 mm,对光反射好;颈软,无明显颈静脉怒张;双肺呼吸音清,心率(80次/分),心音好;四肢肌力、肌张力正常,生理病理反射未引出。左足见片状皮肤红斑,皮肤无破口,部分水泡形成,痛觉过敏,拔毛试验(+)。

2. 实验室检查及其他辅助检查

(1)血常规:白细胞计数(8.57×10^9/L),中性粒细胞比例(71.6%);

(2)心电图:正常。

· 诊断 ·

左足皮肤二度烫伤(1%)。

第二节 病例剖析

·烫伤的定义·

第十六章第一节经典病例中的患者王某(以下简称"王先生")30分钟前在家时不慎热水瓶打翻,开水烫伤左足,但因及时治疗,未留有后遗症。

烫伤一般指由于热力如沸液(水、油、汤)、炽热金属(液体或固体)、火焰、蒸汽和高温气体等所致的体表组织损害,主要是皮肤损害。严重者可伤及皮下组织、肌肉、骨骼、关节、神经、血管甚至内脏。烫伤分为热力烧伤、电(流)烧伤、化学(性)烧伤和放射(性)烧伤,而临床上习惯所称的"烫伤"是热力烧伤的一种。

·烫伤的分级·

王先生被送至医院后检查发现左足见片状皮肤红斑,皮肤无破口,部分水泡形成,痛觉过敏,拔毛试验(+)。诊断为"左足皮肤二度烫伤(1%)"。临床上烫伤分为以下三级。

1. 一度烫伤 最轻度的烫伤,只损伤皮肤表层,有局部轻度红肿,无水泡,痛觉明显。

2. 二度烫伤 中度的烫伤,不但损害皮肤表层,而且伤及皮肤中层,有水泡,痛觉明显。

3. 三度烫伤 最重的烫伤,皮肤,脂肪,肌肉都受到损伤,呈灰或红褐色,甚至变黑变焦,此时神经受损伤,反而不觉得疼痛。

·烫伤的急救处理·

王先生接受检查后医生给予左足置于流动冷水之下持续冲洗15分钟,局部敷烫伤软膏,妥善包扎。那么如果离医院比较远的话,可以有哪些急救处理呢?

烫伤的急救方面有"冲、脱、泡、盖、送"五字原则。

1. 冲 如果伤处疼痛剧烈,说明这是轻度烫伤,可以用冷水浸洗

10～15分钟，不必包扎。如采取的冷疗措施得当，可挽救未被完全毁损的组织细胞。

2. 脱　在伤处未发现红肿之前要脱下伤处周围的衣物。当烫伤处有衣物覆盖时，不要着急脱掉衣物，以免撕裂烫伤后的水泡，可先用冷水冲洗降温，再小心地去掉衣物，小心对伤口造成二次伤害。

3. 泡　一旦发生烫伤，若不能及时用冷水冲洗，那么在冷水中泡15～30分钟也是可以的，同样能起到加速降温、止痛的作用。

4. 盖　做好应急处理后，在去往医院的路上，要用干净的布巾将患处盖住，千万不能用毛巾。布巾可以是无菌的纱布，实在找不到布巾也可以用保鲜膜在患处缠两圈，既能避免细菌感染，也不会使患处与其粘连。

5. 送　如果皮肤呈灰或红褐色，应用干净布包住创面及时送往医院治疗。需要提醒的是，严重烫伤患者，在途中应密切关注血压、心跳。

· 烫伤后的处理误区 ·

医生经常见到烫伤患者的创面上涂了各种东西，有的涂了牙膏，有的抹了紫药水，有的敷了碱，这些都是错误的处理方法，会影响烫伤的治疗与康复。烫伤后的处理误区主要有以下三点。

1. 在创面涂牙膏　很多人在烫伤后，在创面涂牙膏，认为能起到清凉散热的作用。但是，牙膏常带有一定的细菌，易引起肉芽增生和创面感染。

2. 在创面涂紫药水、红药水、酱油等　在烫伤的创面涂紫药水、红药水、酱油等，是常见的"土方子"，殊不知这样会加重伤势。因为紫药水、红药水、酱油等抗感染能力不强，且深色药物遮盖了创面，无法准确判断创面的范围和面积，影响医生了解烫伤的程度，进而影响治疗。

3. 在创面撒一些小苏打、食用碱等　有人主张酸烫伤用碱中和，碱烫伤用酸中和，理论是对的，但实践不可取。因为酸碱中和会释放大量的热，加重伤情。

·烫伤后医生的处理·

1. 烫伤创面处理　送医后医生及时对创面进行早期处理并采取措施进行创面修复。如发生烫伤后立即用肥皂及清水对创面进行冲洗,尽量减少渗出及肿胀,减少水泡形成;若已经形成水泡,可利用消毒针筒对水泡进行抽吸或直接剪一小口放出水泡中液体即可。创面清除干净后,可涂抹一定量磺胺嘧啶银于创口处避免发生感染,涂抹完药膏后可使用消毒纱布对创面进行包扎;烫伤发生后也可将患处浸泡在浓度为75%酒精中起到止痛消肿防止气泡的作用。及时对伤口进行处理并采取措施进行创面修复的关键在于及时处理创面,清除坏死组织,消除水泡,避免感染发生。

2. 西药治疗烫伤

(1) 镇痛药类物:烧伤患者因疼痛的刺激会出现焦虑、烦躁等现象,给治疗带来困难;同时疼痛还会引起一些机体的应激反应,导致并发症发生率的上升;因此临床常用镇痛类药物以减轻患者的痛苦,促进伤口愈合。常用的镇痛类药物以阿片类及人工合成阿片类为主,此外还有静脉麻醉药和非阿片类中枢性镇痛药等。

1) 阿片类镇痛类药:以吗啡为主,镇痛效果显著,但有明显的呼吸抑制、欣快和成瘾性等特点。所以,在治疗过程中应密切观察患者的生命体征变化。对于有吸入性损伤的患者应慎用。

2) 人工合成阿片类药:常用的人工合成阿片类药物以芬太尼、哌替啶、美沙酮为主。此类药物不仅在呼吸抑制及成瘾性上较吗啡弱,在镇痛效果上也有所增强。其中芬太尼效价强度约为吗啡的80倍,美沙酮的镇痛效价强度与吗啡相当,但成瘾产生较慢。

3) 静脉麻醉药:由于此类药物直接进入血液,麻醉速度快,在体内的代谢和清除速度也快,在烫伤治疗中多在创面处理时应用。其中较为常用的为氯胺酮、丙泊酚和异丙酚。

4) 非阿片类中枢性镇痛药:此类药物多用于轻度或中度烧伤的镇痛治疗,无明显的呼吸抑制,也无明显的依赖性和成瘾性,常用药物有曲马朵、罗通定等。

5) 解热镇痛药及非甾体抗炎药:此类药物多用于门诊轻度烧伤

的镇痛治疗,有时也作为阿片类镇痛药物的辅助药物。

（2）局部抗菌药物：近年来临床中常用的局部抗菌药物主要为银离子制剂,包括磺胺嘧啶银和硝酸银等。

1）磺胺嘧啶银：是临床常用的烧伤创面局部用药,抗菌谱广,对烧伤创面感染中常见的铜绿假单胞菌和金黄色葡萄球菌均有效。但由于长期应用临床上已发现耐药菌株,而且银离子的吸收和排出随用药面积增加而增加,在体内有蓄积作用。磺胺嘧啶银从局部吸收入血也可引起嗜中性粒细胞减少或缺乏症、血小板减少症及再生障碍性贫血。所以,应用时要注意用药剂量和用药时间。

2）硝酸银：因其抗菌谱广、刺激性小、副作用少等特点在临床上广为应用。硝酸银软膏与磺胺嘧啶银霜具有相近的抗菌作用,其促进创面愈合的作用要强于磺胺嘧啶银霜。但硝酸银只适用于创面表面感染的治疗。

（3）抗生素：休克、感染和多脏器功能障碍被称为烫伤后三大并发症。其中感染是导致烧伤患者死亡的首要原因。抗生素的使用有效地控制了全身性感染的发生,但细菌耐药性的问题也随之日益突出。为了减少细菌耐药性,目前临床上主张使用"降阶梯疗法",并将抗生素的降阶梯疗法列为危重患者抗生素应用原则之一。该疗法的疗程短,用药量少,同时能减少耐药性的发生。

3. 中药治疗烫伤

（1）外用药：

1）湿润烧伤膏：成分为黄连、黄柏、黄芩、地龙和罂粟壳。功效为清热解毒、收敛生肌、止痛。具有迅速止痛,防止创面感染,创面愈合快、不留疤等特点。

2）愈宁舒烧烫伤膏：成分为黄连、黄芩、黄柏、红花、米壳、虎杖和珍珠粉等。功效为清热解毒、凉血止血、活血化瘀、抗菌止痛、收敛生肌、减少渗出、降温消肿等。具有抗感染强、止痛效果好、有助于上皮细胞生长、无副反应、瘢痕发生率低等特点。

3）慰平烧烫伤再生膏：成分为桃仁、红花、川芎、冬虫夏草、银花、黄芩、大黄、樟脑等。功效为活血祛瘀、消炎止痛、解毒消肿、收敛抗渗、祛腐生肌。此药对创面无任何刺激，使肉芽致密平整地生长，药膏中所含缩合型鞣质，有较强的收敛性和缩血管作用，能降低血管通透性，减少体液外渗和血浆蛋白的丢失，并且能使创面渗出液中的蛋白质凝固，在创面形成保护膜，防止细菌侵入，减少毒血症的发生。

（2）内服药：

1）清营汤加减：成分为犀角（水牛角代）、生地黄、元参、竹叶心、麦冬、丹参、黄连、银花和连翘。若症见形体消瘦，面色无华，神疲乏力，食欲缺乏，创面痂块长期不脱，苔薄白或薄黄，舌淡红或胖嫩，边有齿印，脉细数或濡缓者，加党参、黄芪、白术、当归川芎。纳呆食少，腹胀便溏，舌淡苔白，脉细数或细弱者，加党参、云苓、白术、焦三仙。功效为清泄营分热邪，清热解毒，滋阴除烦，透热降温之效。适用于一度烫伤患者。二度以上烫伤的患者需要配合抗休克、抗感染治疗。

2）托里消毒散：成分为人参、白芍、白术、茯苓、川芎、当归、银花、白芷、皂角刺、甘草、桔梗、黄芪。功效为补脾益气、活血养血、行气止痛、排毒生肌。适用于小面积烧烫伤。

4. 烫伤后的心理护理　烫伤早期阶段，患者很是恐惧和紧张。对于家属来说，要耐心安慰患者，解除患者的恐惧和紧张情绪，使其积极配合治疗。进入烫伤治疗阶段，由于创面感染，病程延长，患者反复接受换药、切痂、手术等治疗，疼痛难忍，精神上遭受折磨。这个阶段是心理护理的关键时期，家属要及时对患者进行劝导安慰，使其坚强。最后是烫伤康复阶段，由于创面愈合后会出现色素沉着、瘢痕挛缩、畸形等，患者会认为影响美观，尤其是女性患者，心理负担较重。这时候要多开导，帮助患者建立起康复锻炼的信心。

（章锐程）

主要参考文献

［1］陈灏珠.实用内科学.第十二版.上海：上海科学技术出版社,2005.

［2］葛均波,徐永健.内科学.第八版.北京：人民卫生出版社,2013.

［3］姜良铎.中医急诊学.北京：中国中医药出版社,2003.

［4］李春盛.急诊医学高级教程.北京：人民军医出版社,2009.

［5］邱茂良.针灸学.上海：上海科学技术出版社,1998.

［6］沈洪.急诊医学.北京：人民卫生出版社,2008.

［7］王亦璁,刘沂,姜保国.骨与关节损伤.北京：人民卫生出版社,2009.

［8］胥少汀,葛宝丰,徐印坎.实用骨科学.北京：人民军医出版社,2012.

［9］许虹.急救护理学.北京：人民卫生出版社,2012.

［10］叶任高.中西医结合肾脏病学.北京：人民卫生出版,2003.

［11］于学忠.协和急诊医学.北京：科学出版社,2011.

［12］张文武.急诊内科学.北京：人民卫生出版社,2012.

［13］朱子杨,龚兆庆,汪国良.中毒急救手册.第三版.上海：上海科学技术出版社,2007.

［14］刘元生.心肺复苏2015年指南与解读.临床心电学杂志,2015,24（6）：401-409.

［15］沈雷.20例急性肾功能不全的治疗体会.中国实用医药,2015,29：74-75.

主 编 信 息

· **基本信息** ·

江艳芬,女,51岁,主任医师,上海中医药大学附属上海市中西医结合医院急诊科主任。现任上海市中医药学会急诊分会副主任委员、上海市医学会急诊分会委员、中国中西医结合学会急诊分会委员。

· **擅长领域** ·

擅长各种危重病的中西医急救。

· **门诊时间** ·

每周五下午。